Ich bin Königin meiner Hormone

Hormonhaushalt mit Kräutern und Ölen in Balance bringen

Ingrid Kleindienst-John

奧地利奶奶給妳的居家芳療小藥鋪

著｜英格麗．克蘭迪恩-用

譯｜陳宣名　審訂｜何欣潔、張雅婷、黃琬婷

堡壘文化

目錄

contents

CHAPTER 3 身體與愛的練習簿

CHAPTER 4 愛自己的學習進行式

CHAPTER 5 妳的專屬芳療小藥鋪

量度工具

1杯 約250ml

1湯匙 約15ml

1茶匙 約5ml

經期保養配方

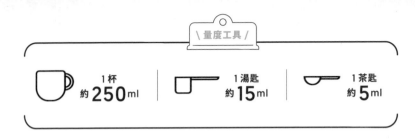

備孕與產後配方

更年期與身體不適配方

日常保養配方

肌膚篇

婦科篇

情緒篇

審訂序

與妳同行的芬芳

何欣潔 poky｜拾心香研創辦人暨 feeling 品牌總監

化學碩士，IFA 英國國際芳療協會認證芳療師，芳香療法講師，嗅覺開發，香氣創作與出版。著有《植物芬芳的日常異想》

「來讀一本女人的書吧！」

立夏，接到這次審書任務。召集審訂團隊夥伴，像是女人專屬的讀書會。這是英格麗老師在台灣的第二本書，關於女子。

第一本的主角是零至十二歲小人兒們。如何應用芳香療法協助孩子居家日常的疑難雜症，創造芬芳成長時光，屬於芳香育兒書。這本則來到孕育的源頭，大幅時間跨度談女子的一生，展開女孩到奶奶每個階段的身心芳香照護。

女性，人的分類，一種稱呼，一些特質的集合，一種樣態。初始，卵和精子相遇，因為X染色體，讓我們成為女人。女人在不同時期的變化，如此清晰的體驗著生命前進的軌跡。第一次來經、第一次性關係、第一次去婦產科、第一次失戀、第一次聽到寶寶心跳、生小孩、盜汗、燥熱；年少的青春期、懵懂的性愛時期、受孕、懷胎、生產育兒，進入更年期，最後走到停經。

書本沿著路徑前進，就像與媽媽、奶奶坐下來，聊聊彼此在女性路上的甘苦和樂趣，有香氣配方的傳承，也有共鳴與同理的療癒。英格麗奶奶不只務實的照顧肉體，也關注女人的自主意識。真的想要懷孕嗎？愛自己嗎？為了符合別人期待而活嗎？知道自己想要什麼嗎？也在提醒女子們可以釐清內在的真實樣態，依此思考與選擇人生的輪廓。

審訂序｜與妳同行的芬芳

這回在收到稿子的同時，身邊竟是恰巧出現許多共時的個案。一邊閱讀審訂，一邊參考書裡的資訊緊急處理。拿薄荷純露安撫更年期的燥熱潮紅、用複方薰香安撫放射性治療前後的不適、調製了瓶舒緩嚴重孕吐的滾珠。在慌忙未知的時候，有一本書陪伴，得到一些經驗與方法，而感到多一點的安定自在。我相信，這不僅僅是本女子芳療配方書，也是可以陪伴一輩子的手邊小書。

身為女人，妳覺得麻煩或是獨特呢？

在周而復始的經期時光，我們因應不適，體驗變動、循環與無常。可以感性、可以理性、可以分析判斷、也可以柔情似水，在每個時期裡，有選擇的調整著刻度前進。

女性、女人、女子、女孩兒，書名該用什麼好呢？

用「妳」如何？在眾多的投票後，編輯提出了圓滿的決議。

這是一本獻給「妳」的書，認識自己的身體、了解與照顧自己、欣賞自己的存在，善用自然藥草與精油，盡情體驗身為女人的那些起落卻閃亮的日子。

願一路上有芬芳相伴，協助成為獨一無二的妳。

審訂序

奧地利奶奶為妳揭開「荷爾蒙女王們」的真面目

張雅婷｜小兒過敏免疫科主治醫師

臺安醫院小兒過敏免疫科主治醫師，IFA 英國國際芳療協會認證芳療師，IBCLC 國際認證泌乳顧問，Dr. Vodder school 國際淋巴引流治療師，針灸專科醫師

「哇！這不只是一本芳療書，是生理解剖的科普書吧！」

上一本《奧地利奶奶給孩子的居家芳療小藥鋪》，看起來是輕鬆的育兒芳香筆記，內容把零歲到青春期的孩子們，心理、生理常見狀況一一解說。

事實上，書上不厭其煩地叮嚀使用安全；應用到的材料不但橫跨藥草茶、純露、精油、植物油等；詳細介紹的糖漿、乳液、按摩油配方不用多說，餅乾、果凍、敷布、油露、甚至糖果泡泡沐浴球等，都讓我為之驚艷！原來芳香療法還有這麼多有趣又貼近生活的一面呢！

再次接到這本書的翻譯稿，只能說，奧地利奶奶怎麼這麼有辦法，把地球一半的人類——「水做的女人」照顧得如此「滴水不漏」?!

奧地利奶奶生長在早我們半世紀前的地球另一端，書上有歐洲女性對身體自覺的歷史軌跡，有生理用品演進、避孕方法沿革等。原來，不是只有東方文化對青春期的生理教育含糊帶過，面對長達四、五十年的月月來經，中間的生理期延遲、生理痛；或者是身體外觀上的改變、心理上的調適，西方媽媽奶奶輩也是懵懵懂懂地就經過了。

從生理解剖的角度，把初經、懷孕、更年期、停經後這幾個分期講清楚，已經勝過市面上的芳療書籍。奧地利奶奶的功力，還把背後操控的大魔王「荷爾蒙女王們」真面目揭開！在各種小問題上清楚告訴我們，是哪一種荷爾蒙家族的問題。思路清晰，更容易掌握配方架構。例如更年期後的肥胖，跟午後血

審訂序｜奧地利奶奶為妳揭開「荷爾蒙女王們」的真面目

清素降太低、讓我們瘋狂想吃碳水化合物有關，這時候「取代午後甜點擴香配方」就應該上場救援。我最愛奧地利奶奶引用的阿拉伯諺語：「沒有肚子的女人，就像沒有星星的夜空。」她真是太貼心了呀！

大腿、臀部的橘皮組織，很困擾但是又難以啟齒嗎？您並不孤單！偷偷說，書上有配方，可以試試看喔。

書裡一款名為「得子之願」的藥草茶飲，聽起來好恬靜優雅的願望。然而沒有火辣辣的一番佈置，又怎麼能夠得償所願呢？性愛並不是為了繁衍下一代，而是女性情感需求的一部分，讓荷爾蒙女王帶領我們前進吧！這本書有不少「幸福感」滿滿的按摩油、薰香配方，還熱切地附上按摩地圖，一定能夠創造屬於自己的粉紅泡泡。

面對求子的艱辛、育兒的力不從心、工作的焦慮失眠等狀況，萬一不幸遇上慢性病痛甚至癌症，奧地利奶奶實證筆記本裡，都能找到建議，陪伴您走過這段歷程。

感謝宣名準確優美的翻譯功力，還有編輯阿倪的堅持，才能把奧地利奶奶帶到我們眼前。女孩（人）都應該欣賞自己獨一無二的存在，愛惜、堅持自己身體的自主權，這本來自奧地利的芳香療法筆記，能讓我們跨越東西方的文化鴻溝，找到大地之母給我們女性的禮物。

審訂序

一個失序年代的香氣邀請

黃琬婷｜**芳療講師**

芳香療法講師、台灣生育改革行動聯盟成員。關注生育自主、女性和兒童人權議題。

再次接到Poky審訂書本的邀約時，我正值PCR確診Covid-19期間，已經數日和小孩與長輩關在家中居家照護。

病中前幾天發燒、全身肌肉酸痛的我要面對兩個早已康復不時引爆糾紛的小孩；加上家中長輩一個已確診、一個始終陰性，我們為了保全陰性的長輩，鎮日小心翼翼的隔離生活，並經常執行空間消毒。

最慘的是我因為染疫，有段時間還喪失了大部分嗅覺，大概有半個月的時間我聞不太到各種氣味，不論是塗在身上精油的味道，或是小孩好聞的頭皮氣味（幼兒的頭皮實在好好聞喔，真是人間至「味」）。這對一個靠嗅覺工作與辨識人生基本喜好的人來說，真是太殘酷的一件事。最後不知是否因我辛勤的嗅聞精油鍛鍊鼻子之故，嗅覺已然痊癒。

我就在這段心力交瘁、與家人困在一起的時空裡，與Poky、雅婷開啟了連續好幾週的線上審書奇幻旅程。

我們從女人的子宮和內分泌開始，講到初經來潮、青春期症狀，講陰道感染和經痛、講情侶按摩、孕吐用油、再講到更年期熱潮紅噴霧，每次審書的時間就像是回顧自己從青春期、戀愛到生兒育女的種種，也順便預習了也許未來十年後我們會經歷的更年期症狀。每次和她們一起的審書（聊天）會，就像是和兩三摯友相約泡裸湯，療癒的把自己沖刷洗滌後，這才更有力氣面對居家照護以及數週小孩集體線上課程的慘淡疫情時光。

然而我的疫情經驗，不就是每個家有年幼孩童媽媽的縮影嗎？我們確診了，但我們上有老、下有小，先生也許出差但現在也回不了家，我們扛著這一切會不會一扛就是一生？我一邊審訂這本關於女人的芳療書，一邊也試著想要回答種種關於人生的提問。

因近年我參與台灣生育改革團體之故，審訂的過程中我對於奧地利的孕產資源章節特別有感。奧地利是一個助產士仍相當活躍的國家，在書裡的孕產章節，處處都能見到奧地利奶奶提醒產婦要諮詢助產士。例如在自製「會陰按摩油」後，要詢問助產士會陰按摩的手法和方式等等，這些在台灣的孕產資訊裡不一定會被重視的提點，顯然在奧地利已十分普遍。而實證經驗上，會陰按摩也具有一定軟化產道和維持陰部彈性的功效，其實非常值得我們借鏡、列入常規衛教建議中。

除了喜於迎生，奧地利奶奶也有針對流產、墮胎等痛失所愛狀態的心靈支持香氣配方，顯示了一位歐洲長者寬廣的包容力。當一個人可以用自己大半生的生命經驗去跟妳好好的談生、好好的談死，這樣的智慧怎麼能不充滿魅力呢？

就在我要交出審訂序的這一天，我疑似因長新冠（long covid）而遲到三個月的月經終於又來潮了，當然我相信也與這半個月自己開始認真地塗抹精油與吃中藥有關。

新冠疫情已經邁入第三年了。在這個看似失序的年代裡，還可以有芳香療法和藥草植物的力量陪伴，對我來說是讓我安定下來的方式之一。

也邀請妳／你一同投入藥草植物和奧地利奶奶的大擁抱裡！

致謝

獻給我的姊妹 Sigrid 和 Silvia，

給我家族裡那些令人讚嘆的婦女，

還有，特別要獻給妳！

英格麗．克蘭迪恩——用

Ingrid Kleindienst-John

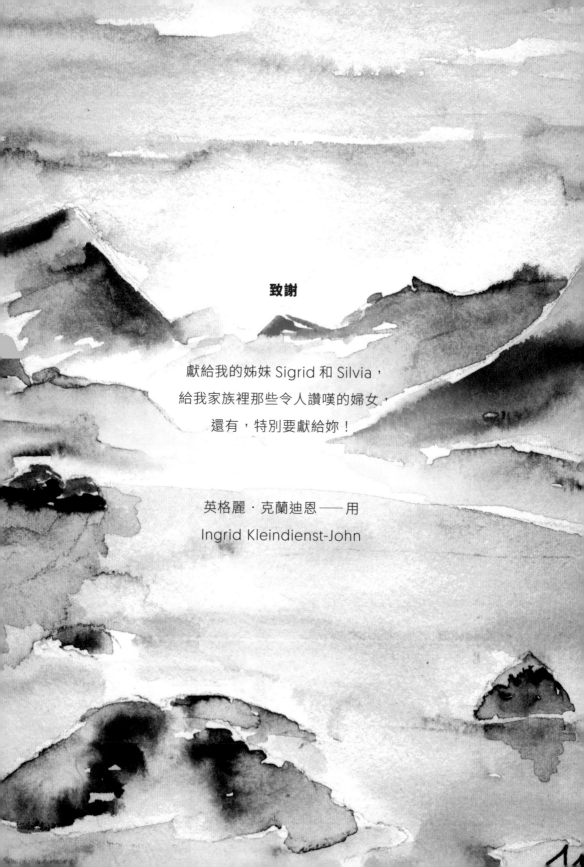

作者的話

芳香療法和藥草學，讓生命之旅變得輕鬆又豐富

有些東西的好，只有在我們好好用它時才會出現。

——恩斯特・費爾斯托（Ernst Ferstl）

「百病皆有藥草能治！」祖母這句話陪伴了我很多年。

百病皆能治？雖然不是真的這樣，至少許多在女人生命中出現的不適都有幫助。在接下來的文章，讓我陪妳走一趟旅程，旅程中有很多事無疑是妳所熟悉的；這旅程也是種嘗試，試著開放芳香療法和藥草學裡的小幫手參與，讓我們的生命變得輕鬆又豐富。各個章節裡出現的精油和藥草配方，全都經過一番實效驗證，儘管如此，我仍然要特別強調，這些配方絕對不能取代妥善的婦科照護！

身為女人而發生各種身心變化的時期相當漫長：青春期開啟了序幕，身體及心理都出現轉變，進入成人期後也許會懷孕生子，然後再走入更年期，此時體內雌激素再次改變，伴隨著生理的變化，心理層面也隨之轉變。

婦科探討的範圍不只是器官，也包含女性的性生活、月經、還有藏在我們內心深處的私密想法和焦慮。

這些主題即使到了今天還是會讓人害臊，談論時總要遮遮掩掩的，會造成這樣的氛圍，德語社會裡與眾不同的文化真是功不可沒呀！儘管民智已開，但當我們要好好分析討論女性性生活的時候，還是感到障礙重重。年長的婦女們尤其困難，年輕女性也是如此。

本書中將漫步穿越許多人生的階段：

・青春期少女　・年輕女子（她們也有特別的需求）

・懷孕、分娩、坐月子　・熟齡婦女（年紀漸長）　・更年期

如我的另一本書《奧地利奶奶給孩子的居家芳療小藥鋪》，也在書末附上重點精油和植物油的簡介，將通用的配方指引整理在後面，因為這些產品沒有跟哪個特定年紀綁在一起。

Chapter 1

荷爾蒙小科普

Section 1
女人很柔弱，男人很強壯？

Section 2
為什麼女人不一樣？

Section 3
那麼，荷爾蒙是什麼呢？

Section 4
女性身體：妳認識自己的身體嗎？

Section 1

女人很柔弱，男人很強壯？

女人屬於比較柔弱的性別？這種老派的觀念如今已不可取。女人不只擁有懷胎生子的能力（光這件事就已經是艱鉅的工作了），女性堅持不懈的耐力也比男人更強韌，雖然他們聽了恐怕不太樂意。畢竟一直以來，女性生兒育女的角色，在社會運作層面大多很重要，光這些就該強化我們的地位了吧？

不過，這樣想真的就夠了嗎？

幾千年來女性負責維持居家的衛生和健康、採集食物、費心餵養撫育孩子們（有時候還要飼養動物）；男人則是出外打獵、保護家人、上戰場、也常常要開墾四周環境。再舉個例子。十九世紀還流行一種觀點，認為女人若用了太多腦力來思考，對她們的生育功能是有害的，因為過度思考會刺激腦部劇烈成長，生殖器反而會因此而漸漸萎縮（哦噢～）。

這想法說明了很多現象！這也是為什麼女性一直要到很晚才得以接受教育。在我們這地區，女性一直到一九〇八年才能讀大學，在此之前女性頂多只能在原來的教育機構接受培訓成為教師。當時歐洲國家還通行一條法律，認為只有男人才是法律認定的行為能力者，因此一個女人需要一位丈夫；若未婚，她就必須有一位監護人。直到幾年前的奧地利還曾出現以下情況：一位已經「可以」行使投票權的成年女性，得經過公務機關的層層關卡，才能成為自己剛出生的孩子的監護人；反觀一個年輕爸爸，不管幾歲都可以立刻拿到監護權。

即使到了今天，男人和女人仍然沒有真正被平等對待：例如工作量的分派會大小眼，還有屢見不鮮的同工不同酬。

儘管如此，很慶幸女人不是男人。在追求男女平權的同時，我們常常忘記了一件事：男女是不一樣的，思考的方式不一樣、感覺的方式也不同。我們應該可以「好好」成為女人！這包含意識到自己的女性特質，以及承認專屬於女性的弱點或敏感。

近幾年醫學上發現，當藥品或醫療處置用在女性身上時，不是每項都會產生和男性一樣的反應。因此發展出一套性別化醫學，讓男女兩性可以分別得到更好的醫療照料。在醫療的很多方面都能看到這份差異：例如在預防醫學、診斷、思考處置計畫時、還有藥品的劑量等等。

Section 2

為什麼女人不一樣？

這個問題總是不自覺地浮現出來，女人的思考方式異於男人，反應方式也不同，男女身體結構上也不一樣（幸虧如此！）。歸根究柢這一切都源自於染色體的不同：女人所擁有的染色體含有兩條X染色體，男人則是帶著一條X加上一條Y染色體，Y染色體決定了這人會是個男性，這正是種種男女差異的基礎。

男女也透過各自的第一和第二性徵來展現彼此間的差異。女性的第一性徵指的是子宮、卵巢、陰道（連接子宮頸口和外生殖器）和外陰（外生殖器的總稱，包含陰阜、陰唇和陰蒂）。而男性的第一性徵則是睪丸、前列腺、輸精管和陰莖。女性的第二性徵指的是胸部、與性成熟有關的毛髮（陰毛、腋毛）、還有女性特有的脂肪分布方式。男性則是有鬍子、濃密體毛、以及變聲後的嗓音。

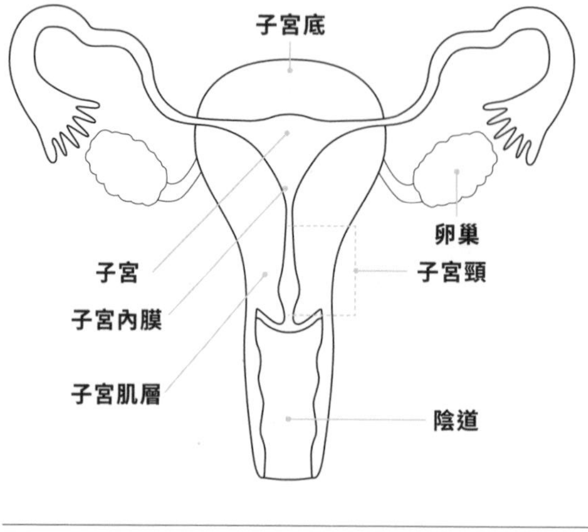

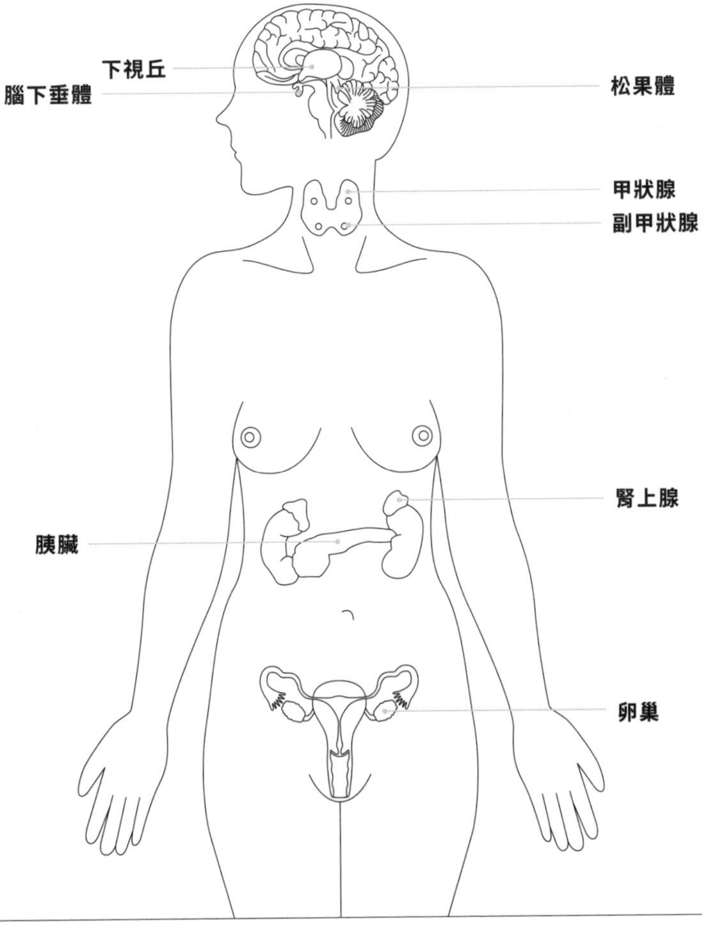

現在我們回到真正的主題，也就是女性健康。首要課題是了解人體荷爾蒙世界的概貌，因為關於各樣的身心問題，荷爾蒙儘管不是唯一的原因，也是重要影響因素之一。

Section 3

那麼，荷爾蒙是什麼呢？

荷爾蒙[1]調節著體內相當多元的生化反應。

就像神經傳導物質一樣，荷爾蒙是身體本有的訊息傳導物質。由一些器官裡的腺體細胞所分泌，釋放入血液中，藉循環系統到達目標細胞處。那些目標細胞具有獨特的受體，有如太空船與太空站的對接接口，可以解讀出此荷爾蒙所傳遞的特定訊息。

荷爾蒙起作用的速度，不像神經傳導物質和神經衝動傳導那麼快，所需的時間並非幾分之一秒，而是經常動輒需要幾個小時。

相較之下，神經傳導物質在體內幾乎是立即反應，它調控了我們的感覺世界，還有與感覺緊密相連的各種反應。神經傳導物質也是訊息物質，負責在神經細胞間層層傳遞的訊號。無論荷爾蒙或神經傳導物質，都與自主神經系統密不可分，負責調節身體裡的各項功能。

荷爾蒙的化學結構並非都是同一種樣子：有些主要是由蛋白質構成的，如胜肽類荷爾蒙；另一些組成分子主要是脂質，又稱為固醇類荷爾蒙。

胜肽類荷爾蒙：屬於這類別的有胰島素、昇糖素、還有由腦下垂體所分泌的荷爾蒙。

固醇類荷爾蒙：這個類別主要包含性荷爾蒙和腎上腺皮質激

1｜作者註：荷爾蒙這個字源出於古希臘文，意思是「推動、激起反應」的意思。一九〇五年史達靈（Ernst Starling）和貝里斯（William Maddock Bayliss）這兩位科學家首次採用了這個詞。

素，還有費洛蒙。

有些荷爾蒙和神經傳導物質在胰臟製造，有些則是在甲狀腺；腦部也能產生這兩種物質、腎臟和腎上腺也是；卵巢（和睪丸）同樣也會製造荷爾蒙。因此，在日常用語裡，神經傳導物質和荷爾蒙之間的界線通常會有些模糊不清。

女性體內的荷爾蒙週期受到多種激素的共同影響，比如下視丘會產生促性腺激素釋放激素（GnRH）來促使腦下垂體製造性腺激素。

自主神經系統裡最重要的調控者是下視丘，總管身體的各項功能，是腦部專責維持人體運作及調控人體適應各式各樣壓力負重的地方。

把這套系統想像成一家公司：

下視丘是總裁。

腦下垂體是下視丘的秘書。將總裁的命令傳達給下面的員工，也就是傳給身體各個器官。

與性腺激素相關的，有濾泡刺激激素（FSH）和黃體激素（LH）。

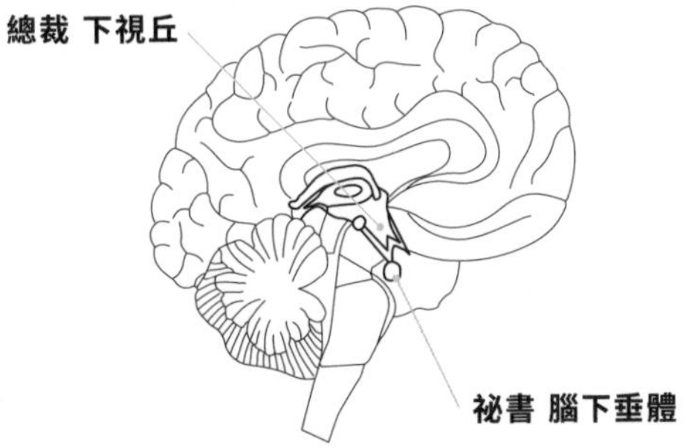

月經週期前半（第一到十二天）

濾泡期

濾泡刺激素[2]（FSH）促使卵巢內的濾泡成熟，在成熟的過程中，濾泡會製造雌激素（Estrogen）。

等血液中的雌激素濃度夠高了，濾泡刺激素的分泌量會降低。雌激素的功能是使子宮黏膜增厚。

月經週期中間（第十三、十四天）

排卵期

當成熟中的濾泡所製造的雌激素達到高峰而準備好受精時，黃體激素（LH）便會大量釋出，這種荷爾蒙會引發排卵。卵子從卵巢排出、並朝子宮的方向移動。

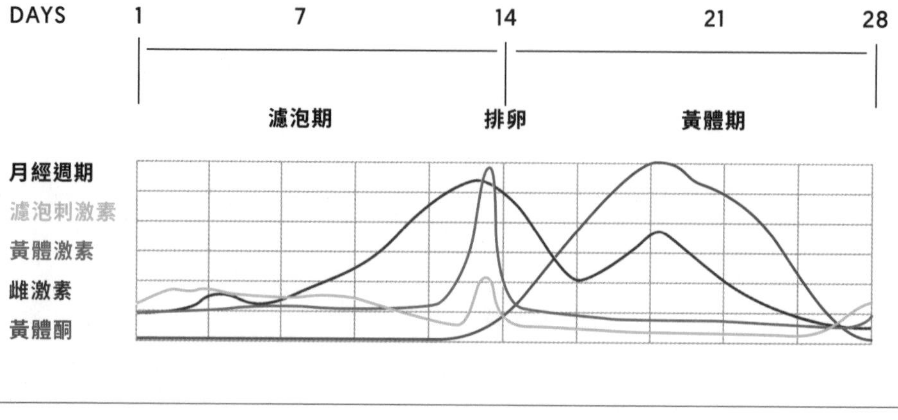

2｜作者註：濾泡就是卵巢裡正在成熟的卵小泡的外衣。

notes

簡單談一下雄性素

正如大家所想，雄性素（其中最有名的是睪固酮）是男性特質的標誌。女性體內也含有一些這種激素，正如男人體內也有一定程度的雌激素。而雄性素能影響雌激素的量，因為在女性體內的睪固酮大多會被加工成雌激素。因此如果雄性素不足，便可能會導致雌激素缺乏。

月經週期後半（第十五到二十八天）

黃體期

濾泡會產生雌激素，在黃體激素（LH）的影響下，破裂的濾泡會轉變成所謂的黃體。之後黃體便會一直分泌黃體酮，能幫助子宮為受精卵著床預作準備，此時子宮內膜會增多、變厚。

隨著進入週期後半，經前症候群在一些女性身上就開始出現了。胸部有緊繃感、缺乏活力、脹氣、易怒等，我們之後會討論到這些不適症狀。如果沒有受孕，黃體便會逐漸崩解，不再產生黃體酮。十四天後子宮內膜會開始脫落，月經[3]就來了，而生理週期也隨著月經第一天而重新開始。

除非我們懷孕了。

如果卵子已經受精了，人體內會出現人類絨毛膜促性腺激素（HCG），這種由胚胎細胞和一小部分腦下垂體製造的激素，可維持孕程穩定。之前提到的固醇類荷爾蒙，就是這些在卵巢內產生的激素。

除了前面談到的荷爾蒙之外，我們體內還有一系列其他的激素和神經傳導物質（訊息物質），這些對人體（不論男女）都同樣重

3 | 作者註：月經這個字（Menstruation）出自拉丁文 menstruus，意思是每月一次的。

要，您可以在本書二八六頁找到「荷爾蒙、神經傳導物質一覽表」。

女性體內荷爾蒙的發展歷程

女性的身體在不同時期會發生什麼事？荷爾蒙如何改變我們的生命？仔細看看這條時間軸。

ages	時期	說明
0	新生女嬰	此時她的荷爾蒙會跟她在母親腹中的狀態幾乎一模一樣，這是在孕程中承接過來的。
1	一至八歲	靜止期，性荷爾蒙靜止不動
8	青春前期	此時發號施令的荷爾蒙系統準備開始釋放刺激激素。卵巢和胸部開始回應此激素。
12	青春期	雌激素和雄性素的水平開始提高，第一及第二性徵發展，來第一次月經（女孩子開始能懷孕）。
15		

18　45　50　55　65

青年期

成長期結束，逐漸達到完整可孕能力。月經週期穩定。

性成熟

專科醫師將這段時期劃在十八至四十五歲之間，不過三十歲之後受孕能力會開始下降。

更年期

大部分開始於五十到五十五歲之間，我們之後會談到停經過程的三階段。

停經後

大約六十五歲、當更年期完全結束之後。卵巢還是會持續製造少量雌激素，不過脫氫表雄酮（DHEA）[4]和睪固酮的產量增加，這些會轉化成雌性酮，是雌激素的一種形式，由脂肪組織轉變而成。

4｜作者註：脫氫表雄酮會控制可體松的量，幫助身體排除壓力，能對抗身體老化的進程。

Section 4

女性身體：妳認識自己的身體嗎？

儘管世上沒有人是完美的，每個女人仍有屬於自己的美。

廣告宣傳不斷展示某種理想或美的標準，風格卻幾乎年年不同。只要想一想碧姬．芭杜（Brigitte Bardot）這個樣板、崔姬（Twiggy）當年所代表的理想型、還有珍妮．摩露（Jeanne Moreau）的美，我們就能發現審美標準其實與魅力毫無關係，也不是真正的美。由此可見，審美觀始終是種流行風潮。而我個人覺得我們不該時時跟風，昨日美的典型，今日成了妨礙美感的缺點。美也因此是一種時代下的詮釋，而時代一如人生，總是變化不已。

妳認識自己的身體嗎？

如果我們願意深入了解自己的身體，就不應單從外在審美的角度來討論，而是與內在生命力和各種功能連結，這是個令人興奮而有趣的領域！我們擁有一些對女性來說特別重要的器官。是，是，我知道，妳熟悉妳的身體。但妳真的了解嗎？

大部分女人對自己身體的了解主要限於月經、懷孕、避孕這幾個方面，停留在相對粗淺的了解，嚴格說起來真的認識不多。

相較我年輕時期，現在的人們可說是民智大開，因為學校的生物課裡都會解釋一些相關知識。我成長於五〇、六〇年代，那時候的世界跟現在還真是不一樣：儘管我的母親對我和姊妹們滿懷關愛，但她卻相當拘謹，沒辦法（或不願意？）跟我們好好解釋女性身體變化的過程，只能在我初次月經來潮時塞給我一本書，而書裡卻幾乎沒什麼幫得上忙的東西。

我想起了一種焦慮，是女孩初次來月經時、當血突然從身體某個部位流出來的時候所感受到的那種焦慮，這個部位她連要怎麼正確稱呼都不知道！

那麼，我們就開始吧！

子宮 uterus

子宮是女性器官裡極為重要的一個，她的形狀像個倒著放的梨子。圖片可看出，子宮底會轉入輸卵管，輸卵管就像一對翅膀懸附在上頭。再來，子宮峽部窄細的肌肉向子宮頸的方向的延伸，而子宮頸會有個開口通往陰道。

子宮大約五公分寬、七

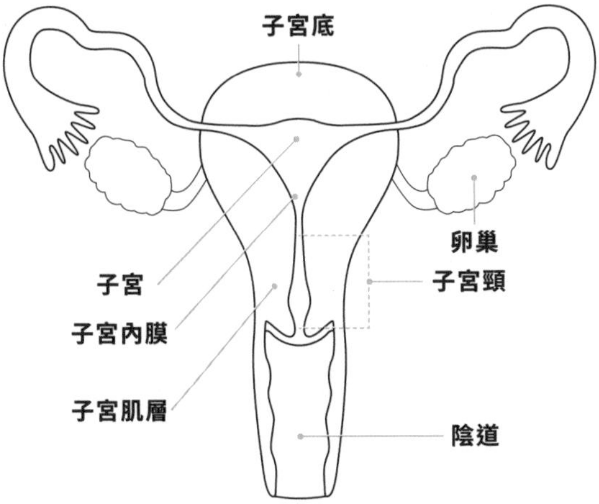

至八公分長，重量介於三十至一百二十公克之間，它內襯的黏膜稱為子宮內膜（Endometrium），內膜外面有一層肌肉層，再往外的部分則由腹膜包覆著。

正常的子宮角度會微微向前傾，前傾的程度取決於膀胱和直腸是否滿脹。有些婦女的子宮是後傾的，這可能會導致強烈的經期不適和薦骨疼痛。

從外觀看，子宮體和子宮頸之間會有個小摺痕。子宮頸的功能是提供精子一個通道（否則精子可能就找不到通往卵子的路了）；另一方面，子宮頸也能緊閉子宮，這樣當卵子著床後就不會太早就溜出去。再來，子宮頸與子宮頸口能一起合作，保護子宮抵禦病原體。

子宮靠著多條韌帶來固定在它的位置上。子宮兩側的空間由結締組織填補，輸尿管也從其間穿過，當然還有那些供應養分的血管。自主神經系統會向子宮發號施令。隨著月經週期的變化，子宮內膜的厚度會介於二到八毫米，在這黏膜組織裡藏著豐富的腺體，所有腺體的開口都是朝向子宮空腔。

卵巢 ovary

卵巢是女性的第一性徵，成對配置（所以我們有兩個），位在骨盆腔中。成年女子的卵巢大小約莫像個歐洲李。右邊的卵巢旁邊是盲腸，這點值得知道一下，特別是出現原因不明的腹痛時。雙邊的卵巢都很接近輸尿管，也靠近閉孔神經，這條神經從腰部區域錯綜複雜的神經網絡裡穿出來。（這就是為何排卵時大腿有時候會疼痛的原因。）

卵巢靠著彈性韌帶固定在子宮和骨盆壁之間。一部分的功能是熟成卵細胞並釋放，就是所謂的排卵，另一部分功能則是製造荷爾蒙，主要是雌激素。在卵巢邊緣會發現帶著卵細胞的濾泡，而卵細胞的數量在一出生就已經固定了：最多可達兩百萬顆！

到了青春期，卵母細胞數目就已經變少，最多剩下五十萬個。在我們一生中大約會用到五百個卵母細胞，每個月只有一到兩個卵子進入子宮。

骨盆底肌 pelvic floor muscle

骨盆底部由結締組織和肌肉所組成，涵蓋骨盆下方及兩側、從恥骨到坐骨的部位。

骨盆底肌的功能不只是伸展和收縮而已，還必須頂住來自腹腔的壓力；控制排泄，而且對性生活無比重要，如果骨盆底肌的血液循環良好，我們的感受度會更強烈，性高潮能力也會隨之增強。

除此之外，骨盆底肌也參與了直立行走的動作，肌群健康能維持體態。這部分若是虛弱無力則會伴隨惱人的副作用，例如膀胱下垂、子宮下垂、痔瘡、甚至是背痛。

生完小孩及處於更年期的女性須特別關注骨盆底肌的訓練，可到自然療法藥鋪（Drogeriemärkte）裡的訓練用具區參考。

外露性徵

陰唇 labia[5]

這個名稱本身就夠特別的了！我們為什麼要為他感到羞恥（schämen）呢？最近也使用陰道唇（Vaginallippen）這個用語來稱呼它。

在外陰部有大陰唇和小陰唇，它們內墊脂肪組織，也含有外分泌腺體、海綿組織、神經和血管。大陰唇在外圍，通常從青春期就會開始慢慢長大並變成棕色，同樣在青春期也會開始長出陰毛。大陰唇處同樣有汗腺和皮脂腺。尿道口也由陰唇保護著。

巴氏腺 Bartholin's gland

除非發炎，否則這兩個小小的腺體基本上是看不出來的。它們

5｜譯註：陰唇德文 Die Schamlippen，Scham 的意思是羞恥，因此Schamlippen字面上即是讓人羞恥的嘴唇。

位於陰道前庭的前庭海綿體後壁，腺體的開口在小陰唇的內側。它會製造一種黏黏的分泌物，能使陰道區域滑潤，在強力摩擦時提供保護。

陰蒂 clitoris

位於小陰唇前方的盡頭處，它含有海綿組織和一些神經末梢，這也是為什麼這個區域特別容易受刺激，對撫觸相當敏感。陰唇和陰蒂也合稱為外陰（Vulva）。

陰道 vagina

陰道連接外生殖器和內生殖器（子宮），是由肌肉組成的管狀通道，有很好的延展性。這點對於性交很重要，如此陰莖才能進入；另一方面，延展性對於生產過程更是重要無比，陰道壁配備著有力的平滑肌，能產生宮縮。

陰道內襯黏膜組織，此黏膜分泌的黏液是酸性的。之後會談到這個特質對於日常保養的重要性。這種酸性黏液要靠乳酸菌才能形成，我們稱它為杜氏桿菌（Doderlein bacillus），而這種細菌的量取決於體內雌激素的含量，因此陰道菌叢受控於我們體內荷爾蒙起伏影響，會隨著週期循環而改變，更年期時改變程度更大，因為體內雌激素低下會使得陰道黏膜的細胞層變薄。陰道的酸性環境則是抵抗病原菌的重要防護！

南美洲的人們把陰道稱為Yoni，我特別喜歡這樣叫它，聽起來溫柔可愛多了。

女性乳房 breast

乳房主要是由脂肪、結締組織和腺體所組成的。乳腺會製造一種分泌物，在生產過後也會製造乳汁，寶寶吸吮時乳導管會將乳汁運送至乳頭，再藉由細細的排出孔將乳汁和分泌物分泌至乳暈。有趣的是，在胚胎發展階段，男生和女生一樣有乳房組織，而在青春期時只有女生的乳房會受到荷爾蒙影響而發育，最後也形成乳腺。

乳房內沒有肌肉，因此影響它的形狀、穩定性還有大小的主要因素是脂肪和結締組織。有句名言說「乳房的完美形狀最接近一個半球形」或是「一個完美的乳房應該要能被男士一手握住」，不過我覺得，完美與否都應該由我們自己來決定：健康愉快、擁有自我認同感的乳房，對我來說就是完美的！

單單從外在觀察，我們的身體就已經很特別了！那我們又是怎麼變成女人的呢？

Chapter 2

月經照護指南

Section 1
第一次來月經小教室

Section 2
全面了解經前症候群

Section 3
各種類型的經期紊亂

Section 4
生理衛生用品小歷史

Section 5
認識陰道感染與分泌物

Section 1

第一次來月經小教室

八歲至十二歲這段時期稱作青春前期，之後才開始真正的青春期，會一直持續到十五歲左右。認真算起來，七年真是一段漫長歲月！女孩子的青春期會比男孩子大約早兩年開始，開始後就會慢慢變得真正成熟，十五歲到十八歲這個階段就稱作青年期（Adoleszenz）[1]。

讓我們回憶一下，那真是一段躁動不安的時期啊！有可能人生第一個吻就在此時發生（或者一個我們覺得是親吻的舉動），靦腆地跟男朋友牽起手來、在校園裡羞怯地對男孩子微笑。這時期的煩憂或許是：我的身體跟以前都不一樣了！我現在是病了嗎？還是我現在就要變女人了？噢，天哪，我還很想當一個無憂無慮的孩子啊！還是說，我已經是女人了？這個時期整個人就是不對勁！

對家有青春期孩子的爸媽而言，孩子變得不一樣了。學業和回家功課突然間沒那麼重要，幫忙家事根本就不在她的考慮範圍內！至於整理房間這個議題，可能會聽到：「媽，這跟妳沒有關係啦，要不要整理是我的事！」忽然間，小公主不想再被呵護了，「這我自己來就行！」她從公主搖身一變成粗魯不聽話的傢伙，或是變成她想像中的「冷酷少女」（Femme fatale）。

1 | 作者註：Adoleszenz 這個字源出拉丁語的 adolescere，意思是成長起來，用來稱呼從童年後期直到完全成熟這整段時期，在這時期裡，我們有了生育能力或可以受孕。這個概念主要用在心理學領域。

在這段時期，女孩的身體會走上巨大的轉變階段，轉變需要許多力氣！孩子必須重新學習如何好好應付她周遭的一切，父母也需要重新思考自己對孩子的期待，以及相互的理解落差，這些都讓父母與孩子彼此距離驟然拉遠。

荷爾蒙首次擁有了真正的主導能力。雌激素和睪固酮濃度提升，由於它們是調控情緒的物質，因此在這階段的社交行為發生根本性的改變，就是受它們影響所致。與同齡朋友間關係的重要性遠勝以往，爸媽變得煩人討厭，他們「覺得」不再需要父母了。從青春期開始，孩子會找尋自我認同感，她會想去理解同學，也想被同學了解，她想成為小圈圈的一份子。

那麼，這時身體會發生什麼事呢？

身體的轉變真的再明顯不過了！身形變得更有女人味；臀部開始豐圓；胸部發育；骨盆變得更寬一點。體內的變化則是子宮長大；陰道壁變厚，開始月經來潮。還有更多關於腦部神經連結的轉變呢！正如剛剛談過的：清晰判斷對他人「感覺」的能力。他們往往覺得別人和自己沒有太大關係，在社交場合的行為也常常被誤解。還有，這段時間的青少年真的比較健忘！

初經來潮

「我流血了，從一個大家都不會談論到的部位流出血來！我該怎麼辦？我該跟誰說這事呢？」我還能清楚的憶起自己當時的徬徨感。那時候我正好十二歲，身體上發生的事讓我驚恐萬分。最後還是媽媽發現沾著血漬的內褲後，主動來找我聊。不過她只短短跟我解釋了一下，說現在開始每個月要算一下日期，然後就給我當時常見的衛生棉，和一條很奇特的鬆緊帶用來固定。

我的肚子痛個不停，痙攣不斷。後來，我的祖母出現了，雖然她也沒有跟我解釋這血是怎麼一回事，不過她至少有一個對抗痙攣的方法：必須趕快喝一杯西洋蓍草茶，然後帶著暖水袋躺在床上休息。雖然我心裡的大疑問還是懸而未解，至少這能很快減緩我的痙攣情況。

女同學們談論起自己那些日子的時候，同樣也會遮遮掩掩的，大家都既徬徨又懵懂。後來有位同學的醫生爸爸，用圖表跟大家講解經期，讓我們不那麼焦慮。比起六十年前的我們，今天的女孩們對此事應該都清楚得多，不過我總是一再地聽說，有些孩子對自己身上正在發生的事還是毫無概念。因此，希望正值青春期的女孩們再回去看看談論荷爾蒙的那頁。

為了能更加了解我們的身體，現在想像一下自己縱身跳進大腦裡去。裡頭有下視丘，它真的是小到讓人覺得很奇妙，怎麼能對身體擁有如此大的影響呢！不過它就是有，甚至比你想像的還強大！下視丘對我們的生命至關重要。它是身體運作的總裁，負責控制我們的自主神經和體內內分泌的運作[2]。它操控著呼吸、循環、體溫、性行為，還有身體的體液和營養攝取等等。全部的生活都受它影響！

下視丘會製造所謂的操控荷爾蒙，會把像釋放激素和抑制激素傳給腦下垂體。身為總裁祕書的腦下垂體，便把總裁的命令進一步發送給不同的神經核和器官，例如腎上腺。

現在來了解這些荷爾蒙跟我們的關係！

荷爾蒙在身體何處起作用呢？腦下垂體本身包含多個神經核，與腎上腺一直密切合作著，腦下垂體也會刺激一些神經核，送出製造性荷爾蒙的指令。這時候身體便會開始慢慢改變。

最先是雌激素在血液裡的濃度升高。雌激素對於發育有很大的影響力，此外和發育相關的還有生長激素（Growth hormone）和甲狀腺素，這兩個激素的主要功能是讓身體成長。這種成長的推進力可能會相當劇烈，能讓一個女孩子在一年內長高多達十五公分。在這段時期不只是長高，藉著雌激素的影響身形也會改變，在皮下脂肪組織的雌激素會使脂肪細胞慢慢囤積、臀部漸漸豐圓起來，骨盆變寬、身體越來越有女人味。

2｜作者註：也就是荷爾蒙的運作。

子宮和陰道也會起變化。雖然從外表看不出來也感覺不到，但確實在發生！小女孩子宮的樣子是有著小小的子宮體和長長的子宮頸，不過到了青春期，相對的大小比例開始改變。子宮體變成子宮頸的三倍大、陰道長度同時會倍增、而陰道壁也變得更強健一點、陰唇開始長大、顏色改變。女孩的身體就這樣慢慢地為將來懷孕做好準備。

在第一次月經來潮之前約一到一年半，胸部開始發育。荷爾蒙在此也起了巨大的作用，脂肪組織開始堆積，胸部開始長大。有些女生可能會先發育一邊，這是完全正常的，無須擔憂。胸部的發育差不多要到十七歲左右才會停止。當胸部開始發育時，陰毛和腋毛也開始萌發。特別的是，引發這個現象的並不是雌激素，而是雄性素，造就男性特質的性荷爾蒙。體毛增長的同時體味也會跟著改變。

第一次月經來潮稱為初經（Menarche）。內分泌系統在這個時候相當不穩定，因此月經通常不會很規律。也因為這新的荷爾蒙情況，有可能會出現更強的經期不適症狀，如痙攣、全身不對勁、或是精神狀況不佳。對於這個新的處境，真的只能去適應它。也建議您，在孩子初經之後陪著她去見一次信任的婦科醫生，畢竟這樣的求診並不輕鬆！

初經應該要在十六歲以前出現，如果沒有來的話，建議去找值得信賴的婦科醫師諮詢。

青春期的孩子也常常會有比較強烈的羞恥感，覺得看到別人裸體是不舒服的事，自己裸體被看到也一樣。私生活變得特別重要，家人們應該要給予尊重。這時期孩子的自我價值感有可能會遭受相當的打擊，因為鏡中的形象已經不可信賴了，她看起來也許天天都不一樣。

從孩子到成人的過渡是一段令人躁動不安的時期！不只看待自己會用另一種眼光，看待環境也是如此。也許會開始思考這樣的問題：我想如何打造自己未來的人生呢？通常第一次來月經的時間落在小學至中學的轉換期，很多人這時候已經開始進行職業性向的基礎探索了。學校讓人完全提不起興趣，聽音樂或異性還比學習有趣多了。有些原本成績非常好的學生，到了十二至十四歲之間的學業成績常常大幅下降。

我們現在已經有了女孩在青春前期和青春期的概況。那麼就來看看如何能協助他們，度過這段轉大人時期！

經期不適：讓我們回到那些會讓青春期少女困擾的主題吧！

經期不適有很多樣貌，其中經期偏頭痛和經痛的比例絕非少數。在最初幾次的月經來潮時，除了適應這全新而陌生的情境之外，還伴隨著腹部痙攣，這時所有解痙攣的精油和藥草都能派上用場，能化解因子宮內膜所分泌的前列腺素（Prostaglandine）[3]而

3｜作者註：前列腺素是一種激素，在身體幾乎每種組織都會出現，會促進疼痛及發炎反應，月經剛來的頭幾個小時的子宮收縮疼痛就是一個例子。

產生的疼痛和痙攣，這種激素會在月經來潮時釋放出來。特別是在頭幾次月經，當雌激素和黃體酮尚未達到平衡時，容易頻繁出現的經期不適。除此之外還有心理上的負擔，之後會再討論到。

關於經期偏頭痛有個有趣的事實，就是正確飲食是有幫助的。對抗偏頭痛的重要幫手就是堅果，杏仁、榛果、腰果、豆莢、南瓜籽、葵花籽，它們都含有鎂，能大幅緩和偏頭痛發作時的不適。西洋蓍草茶也能抗頭痛喔！如果這些都沒有用的話，檸檬精油薰香也能減輕頭痛，當然也建議製作成滾珠瓶使用。以下列舉出的配方不僅僅可用於青春期的孩子們，也能讓女人生活更輕鬆！這個觀念也適用本書接下來所有配方。

notes

營養小提示

針對這段時期有助益的食物還有魚、酪梨、紅蘿蔔、綠甘藍菜，豌豆、地瓜。這些都含有維生素 A，能幫助肝臟加工製造荷爾蒙。蔬菜應該煮熟單吃，不要燉成綜合蔬菜湯，少鹽。同樣值得推薦的是健康油脂，也就是那些富含多元不飽和脂肪酸的油。

經期偏頭痛舒緩滾珠

荷荷芭油（Simmondsia chinensis）……5 ml
檸檬（Citrus limon）……2 滴
桉油醇迷迭香（Rosmarinus officinalis ct.1.8-cineole）……1 滴

需要時塗抹，可塗在脖子後側、手腕脈搏處或手肘彎曲處，塗後可以反覆嗅聞。

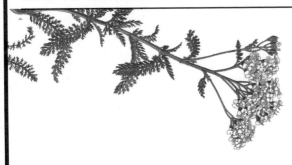

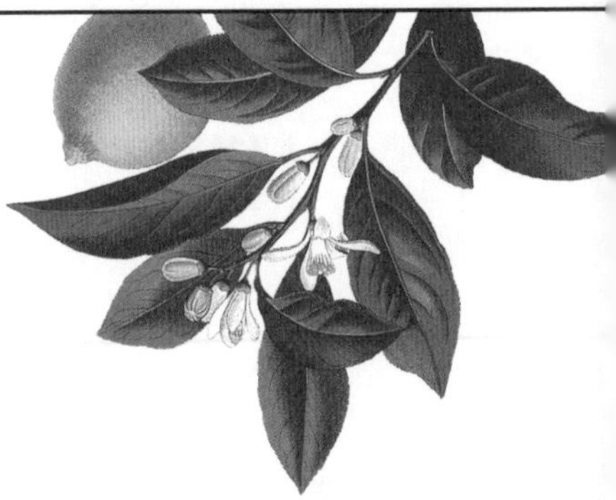

經痛舒緩藥草茶飲

西洋蓍草花……………1茶匙

用250ml熱水沖泡

浸泡5-8分鐘

過濾後趁熱喝

西洋蓍草茶在我身上一直很有效，這個祕方是我的祖母傳下來的。茶雖苦，但效果迅速。怎麼做呢？我們需要西洋蓍草（Achillea millefolium），我習慣摘採盛開的頭狀花及植株最上面的小嫩葉，加以乾燥。您當然也可以在藥房裡買到這款茶！曬乾並切碎的植材是用來沖泡而非熬煮。

經期頭痛小白菊酊劑

在玻璃罐放入小白菊花（Tanacetum parthenium）1把

倒入伏特加酒直到花朵被完整覆蓋

每天輕柔地搖一搖這個酊劑萃取瓶

在室溫下放置三到四週後過濾

小白菊酊劑主要能對治經期的頭痛或偏頭痛，每次加五到十滴到一小杯水中服用。

黑生麻（Cimicifuga racemosa）萃取物在經痛時也有幫助，這需要經醫師處方才能服用，可在藥局買到。

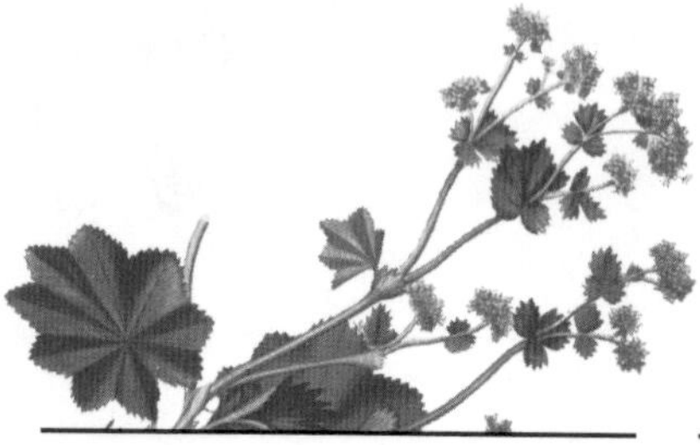

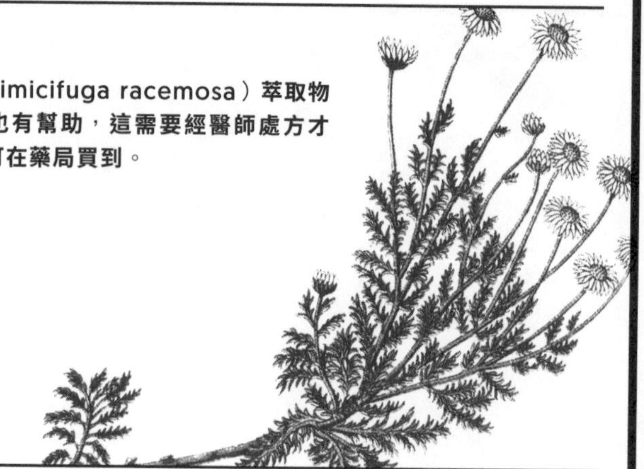

經痛放鬆藥草茶飲

- 甜茴香碎籽（Foeniculum dulce）……1份
- 薰衣草花（Lavandula angustifolia flos [4]）……1份
- 羅馬洋甘菊花（Chamaemelum flos）……1份
- 西洋蓍草花（Achillea millefolium flos）……2份
- 斗篷草藥草（Alchemilla herb. [5]）……2份

混和成一副配方藥草

配方藥草 1 茶匙
↓
用 250ml 熱水沖泡
↓
浸泡 5-8 分鐘
↓
過濾後趁熱喝

此配方一天最多可服用四杯。這些藥草既能緩解經痛的腹部不適，又能同時達到安撫神經的效果。經痛時不只藥草茶能幫得上忙，大多時候溫暖也能讓人感到安適，這時候在下腹部放上一塊濕熱的敷布，上面再加一個溫度適宜的暖水袋，幫助可大了。或者只要拿個加熱過的櫻桃核枕、小米枕頭、甚至直接拿一個羊毛枕，通常也都有幫助。

抗經期便祕藥草茶

- 甜茴香碎籽……1份
- 香蜂草葉……1份
- 薄荷葉……1份
- 羅馬洋甘菊花……2份
- 番瀉葉（Sennesblätter）……2份

按建議比例混和成一副配方藥草

配方藥草 2 茶匙
↓
用 250ml 熱水沖泡
↓
浸泡 10 分鐘
↓
過濾後趁熱喝

如果在經痛時伴隨便祕的狀況，此茶飲每天服用兩到三杯可緩解。

4｜譯者註：flos是拉丁文的「花」，意思是只取植物花朵而非整株植物。

5｜作者註：herb. = herba，意思是藥草。

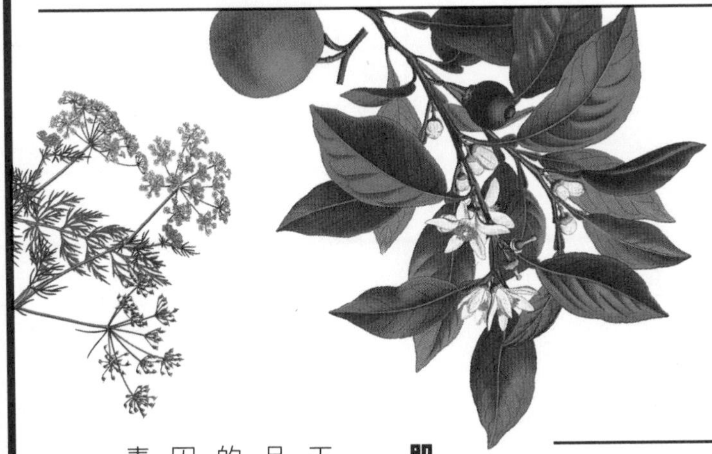

「馬上感覺好多了」腹部照護油

甜杏仁油（Prunus dulcis）	20 ml
甜茴香（Foeniculum dulce）	2 滴
洋茴香（Pimpinella anisum）	2 滴
藏茴香（Carum carvi）	2 滴
甜橙（Citrus sinensis）	3 滴

將以上原料在深色瓶子裡調合。暖手之後溫柔地順時針塗抹腹部。另外，雙腿微微抬高，這樣腹壁能夠放鬆下來。之後放上一個加熱過的櫻桃核枕或類似的東西，躺在沙發上休息半小時。保證有幫助！

肌膚照護

青少年的肌膚照護也很重要（不只限於青少年），而且最好用天然原料來進行。我在這裡為您收集了幾個經過驗證和測試的保養品，涵蓋了全面的身體照護，要自行製作也很簡單。剛好這個年紀的女孩特別喜歡手作自己要用的保養品，而自製的就是比較好的原因，因為這樣能夠針對個人需求來調製，不管是喜歡的氣味、或是青少年膚質適合的原料。

皮膚清潔

一些皮膚困擾往往伴隨青春期而來，正確的潔顏方式在此時格外重要。推薦使用的是一款溫和的潔面乳、真正有機而且能美顏，我說的就是堅果杏仁玫瑰漿露。

堅果杏仁玫瑰漿露

磨細的堅果杏仁（almond）……**2湯匙**
玫瑰純露6……**50 ml**

將玫瑰純露倒入杏仁粉中
↓
靜置2-3小時
↓
將這團混和物用布過濾出漿露

現在有了兩樣好用的產品：一是接在容器裡的漿露，二是散發著芳香的杏仁團糊，可以進一步把它加工，或是加入早餐麥片裡。漿露可用作臉部的清潔乳，如果我們做成保養乳液或是清潔乳液，那就按如下方式。

注意！放在冰箱的堅果杏仁玫瑰漿露最多只能保存兩天！

6 | 作者註：也常常以玫瑰水的名稱販售，請留意務必不可含有防腐劑或酒精。

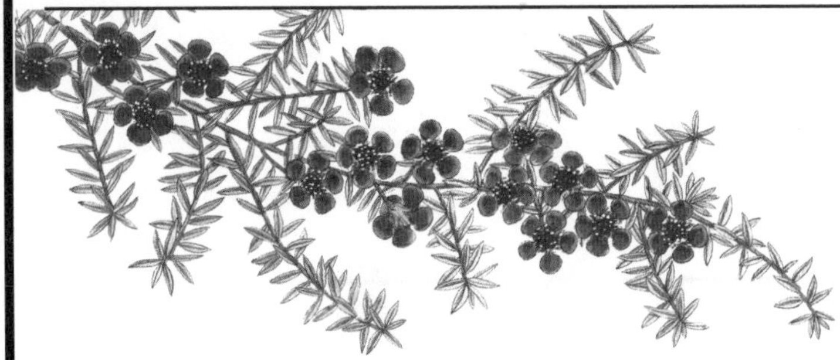

臉部保養清潔漿露

- 甜杏仁油……20 ml
- 大馬士革玫瑰（10％已稀釋於荷荷芭油）……5 滴
- 葡萄柚／血橙或類似的精油……5 滴
- 堅果杏仁玫瑰漿露……30 ml

注意！此乳化產品在室溫下能保存兩到三天！

將甜杏仁油裝入50ml 噴霧瓶裡滴入精油

↓

倒入堅果杏仁玫瑰漿露

↓

使用前請充分搖勻這樣能在瓶裡形成觸感極佳又能護膚的乳化物

私密處保養漿露

- 堅果杏仁玫瑰漿露……100 ml
- 三仙膠……1 小撮
- 甜杏仁油……30 ml
- 荷荷芭油……10 ml
- 泛醇（D-Panthenol）……5 滴
- 十倍濃縮蘆薈液……10 滴
- 松紅梅（Leptospermum scoparium）或玫瑰……2 滴

堅果杏仁玫瑰漿露和三仙膠混合

↓

使用小型的電動打奶泡器，這樣就不會有殘餘顆粒

↓

添入甜杏仁油、荷荷芭油和泛醇（維生素Ｂ５的複合物）

↓

再加入蘆薈液和精油（松紅梅能發揮優良的抗菌作用）

堅果杏仁玫瑰漿露也適合作為私密處保養用品的基底原料。好好拌勻，裝入噴瓶裡。別忘了貼上標籤！

注意！這時候也能滴幾滴有機防腐劑，不過要確定它不會擾亂陰道菌叢。

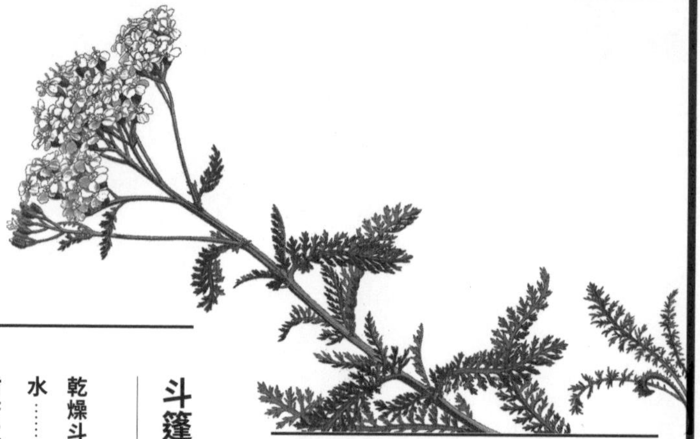

洋甘菊抗痘臉部蒸汽浴

把熱的
洋甘菊藥草煎劑
（Absud）
放入臉盆

↓

坐在臉盆前
薰蒸臉部
小心！
有燙傷的危險

↓

這時會需要
在頭上方
展開一塊大毛巾
要是不喜歡這個樣子，
也可以撐開一把傘
在頭上方

沖洗劑和臉部蒸氣浴，也可以用藥草茶來製作。特別推薦這麼做的狀況是痘痘肌膚，多款不同的藥草茶配方都適合用來處理它。但對付這種肌膚，洋甘菊幾乎無可匹敵。

斗篷草油性肌膚面乳

- 乾燥斗篷草……5公克
- 水……100 ml
- 甜杏仁油……100 ml
- 無水羊毛脂（Lanolin anhydrid）……25公克
- 小麥胚芽油……3茶匙
- 精油……10滴

將水煮滾，沖泡乾燥斗篷草

↓

浸泡三十分鐘後
過濾成斗篷草水劑

↓

將甜杏仁油隔水加熱，
融進無水羊毛脂

↓

融化後離開熱源時
再添加小麥胚芽油

↓

加入 30ml 斗篷草水劑
再滴入精油充分攪拌

所選的精油對臉部應該要有好的親膚性才行。調配的時候請別忘記：少即是多！順便提一下：即使我們知道精油有殺菌的功效，但對於水相的製劑還是會建議添加有機防腐劑。

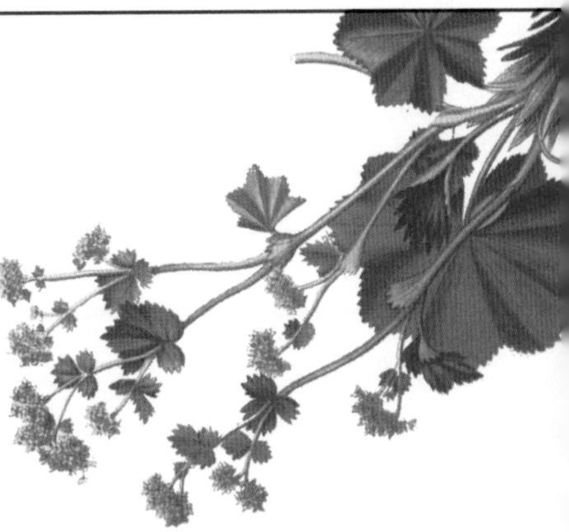

體香滾珠瓶

- 蒸餾水或任選純露……50ml
- 三仙膠……1小撮
- 小蘇打……1小撮
- 檸檬酸……幾滴
- 任選精油……10滴

把水、三仙膠、小蘇打混合

↓

用電動攪拌器打成滑順的膠狀物

↓

加入幾滴檸檬酸再滴入精油

↓

充分攪拌後就可倒入 50ml 滾珠瓶

注意！也能滴幾滴有機防腐劑。

這款體香滾珠的質地不該太稠，也不可以太稀。萬一太稠，可以用一點純露或水來稀釋。不論你偏好體香滾珠瓶、體香膏、或是比較喜歡用體香噴霧，自製的原則一定要好聞就是了。

notes

親膚性較好的精油

葡萄柚、檸檬（如果使用後不會立即曬到太陽的話）、玫瑰、橙花、香桃木、真正薰衣草、花梨木、芳樟葉、沉香木、檀香、和一點點茉莉。銀合歡、桂花或是類似帶有東方調的香氣也可以。

對抗痘痘肌膚的青春泥面膜

哪個青少年不想要在鏡中有張容光煥發的臉龐呢？記得我十五歲那時，為了皮膚變好曾試遍各種產品呢！當時我在臉上塗的多種面膜當中有一種就是礦土面膜（Heilerde-Maske）。這類的面膏有個令人愉快的特點，就是它真的能對付痘痘肌膚。現在市面上能買到好幾種不同的黏土，我年輕時只有白的和棕色的兩種選擇。

所有用來美容的泥土（Erde）早在很久以前就被人們用來照護和保健。古埃及人已經會洗泥浴；希波克拉底[7]曾建議內服黏土（Tonerde），而如今克奈普神父（Pfarrer Kneipp）[8]也會運用礦土（Mineralerde）來進行療程。這些不同的黏土是在上一次冰河期形成，冰河將岩石和石塊磨成相當細微的粉末。這些黏土大多位於地下十至三十公尺深之處，富含礦物質和微量元素，如鐵、鈣、矽酸、銅、鋰、鎂、錳、鋅、硒等等[9]。

不同顏色的岩泥，正如您選用的純露，對皮膚有不同的作用。

7 | 譯註：Hippokrates（460～370 B.C.）古希臘名醫。

8 | 譯註：Sebastian Kneipp（1821～1897），德國巴伐利亞人，水療推動者，自然療法專家。

綠黏土（Illite）	有抗細菌的功效，對付痘痘特別好。
粉紅黏土	對敏感肌膚特別好，有排毒效果。
紅黏土（也叫做Rhassoul）	實際上是深棕色，產自摩洛哥。每種膚質都合適。
黃黏土	含有氧化鐵，用在美容保養品中。
富樂土（Fuller-Ton）	是種產自印度和巴基斯坦的棕色黏土，有排毒效果，還能產生些許去角質的功效。
白黏土（高嶺土）	不含鐵質，是現有最純淨天然的礦土。實際上它是體粉的基礎原料，非常適合用來製作針對敏感、成熟膚質的面膏。

notes

臉部泥面膜小提醒

用白黏土和燕麥粉來做臉部濕敷膜也是同樣可行的，可將這些混合物與具有收斂功效的藥草茶飲攪拌混合。順便一提，這種濕敷面膜裡也可添加百里香精油。沉香醇百里香特別適合此目的，它是種非常親膚的精油，正好可用來處理年輕肌膚。

- **在臉部濕敷膜的材料裡，請勿添加超過五滴精油。**
- **臉部濕敷膜可以幫助打開粉刺，讓它之後更容易消除。**
- **臉部濕敷膜的頻率一周最多兩次，如此才不會過度耗損皮膚。**
- **臉部泥面膜敷完後，再用玫瑰或薰衣草純露安撫皮膚是個很舒服的體驗。**

9｜作者註：您能在 Heike Käser 的《天然保養品原料》裡讀到更多關於岩泥的有趣資訊。2010 年由 Freya 出版。

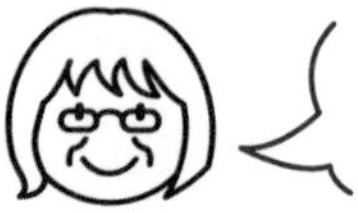

做一張這樣的面膜真的很簡單！

緩解問題肌膚泥面膜

任選黏土……2到3湯匙
蒸餾水或純露……2到3湯匙

依據要處理的皮膚問題
選擇黏土

在玻璃碗內倒入黏土
與水或純露混合均勻

塗在臉上靜待約半小時
再用溫水仔細洗淨

擦乾臉部，接著任選純露
做清潔後保養，再仔細塗上面霜

痤瘡是種慢性疾病，要對付它，清潔和護理很重要！

痤瘡（Acne vulgaris）是一種青春期常見的皮膚疾患，主要的致病因素是雄性素（也就是男性性荷爾蒙，如睪固酮）刺激皮脂腺。痤瘡桿菌（Propionibacterium acnes）則會促進角質及皮脂的產生，此細菌會分解皮脂、形成游離脂肪酸，在周圍組織引起發炎，長出丘疹、膿皰甚至是疔瘡。

痤瘡膿皰由堆積的皮脂連同角化的皮膚細胞所組成，會形成一個塞子，讓皮脂不易從皮脂腺排出。這樣的粉刺是細菌夢寐以求的溫床，直到被堵住的皮脂腺爆破為止。

痤瘡的出現也常常和月經週期有關，這時候皮膚的受損程度並不會像慢性痤瘡那麼糟糕，不過此時痤瘡不是因為睪固酮上升，而是雌激素含量降低。月經來潮後雌激素便會再次升高，這會讓皮膚狀況回復正常，而粉刺就會消失了。如果不是很確定那些出現在臉上的粉刺是慢性痤瘡還是與月經相關的痤瘡，那麼記得，後者通常會在月經來潮前大約四到五天跑出來。月經來了之後粉刺又會消失。慢性痤瘡就會一直留著。

患痤瘡時千萬要避開一切會讓皮膚乾燥的東西。絕對不可以使用酒精含量超過百分之五十的酒精溶劑，否則皮脂的分泌會因受刺激而越來越旺盛。清潔用品內的酒精含量建議最多百分之三十。此時推薦使用酸鹼值中性的清潔產品。

notes

自然療法藥鋪

自然療法裡有個妙方，是用低脂奶酪渣（Magertropfen）（百分之二十的脂肪含量）做成的敷布或面膜。另一種療方是用黏土調和金盞花茶而成的黏土敷料或泥面膜。

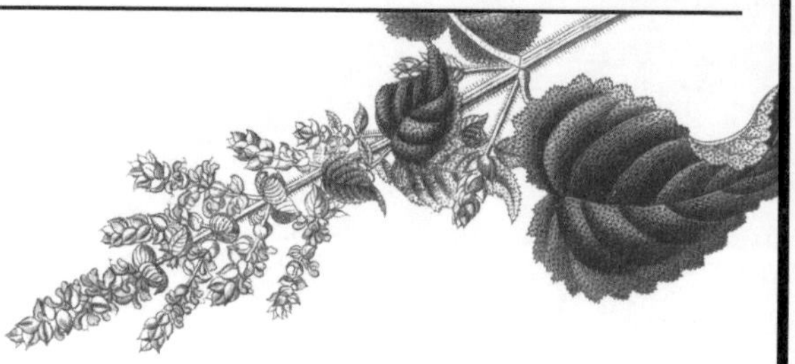

痤瘡安撫金盞花茶黏土

黏土（高嶺土）（Bolus alba）……幾湯匙
金盞花茶……半杯

將黏土和仍然溫熱的茶水充分攪拌，直到出現乳霜般的膏狀物，塗在痤瘡患處約半小時後，用溫的金盞花茶水清洗乾淨。

花草茶臉部清潔液

鼠尾草……1份
洋甘菊……1份
金盞花……1份
等比例混合成一副花草配方

配方1茶匙
用250ml熱水沖泡過濾
待降溫至接近體溫可用來清潔皮膚

類似的清潔液也推薦使用三色堇花草茶。

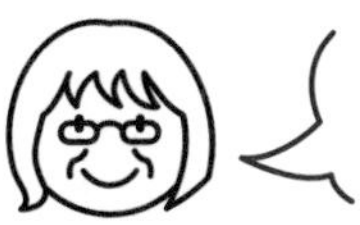

用精油來處理痤瘡時要小心一點，受傷的皮膚需要特別照護。精油通常對痤瘡大有幫助，也可以調入油膏、面霜或其他保養品。
注意！永遠使用低劑量。

痤瘡療癒金縷梅保養面霜

- 甜杏仁油……30 ml
- 乳霜顆粒（Lamecreme）……10公克
- 可可脂……5公克
- 金縷梅純露（Hamamelis virginiana）……80 ml
- 任選精油……10滴

將甜杏仁油、乳霜顆粒、可可脂加熱融化（溫度不可超過65℃）
↓
同時也將金縷梅純露加熱到相同溫度
↓
油性混合物離火
↓
添入溫熱的純露，接著才加精油混合
↓
最後將面霜倒入霜罐

痤瘡問題在徹底清潔皮膚後，建議再做相關的保養，例如再塗上金縷梅面霜或是蘆薈膠。這個面霜可保存約三到四個月，也可加入有機防腐劑來提高產品的穩定度，Dermosoft OMP是值得推薦使用的防腐劑。

臉部痤瘡照護油

- 胡蘿蔔浸泡油（Daucus carota）……5 ml
- 葵花籽油（Helianthus annuus）……15 ml
- 岩玫瑰（Cistus ladaniferus）……2滴
- 松紅梅或卡奴卡（Kunzea ericoides）……1滴
- 真正薰衣草……1滴
- 葡萄柚或血橙……4滴

青春期的壓力

青春期的孩子多半要面對學業壓力；也很有可能壓力來源出自家庭內；或是來自一段剛開始的戀情。壓力的來源有很多。課業、考試、回家作業等，通常在這段時期，這些東西的份量簡直是太大了，壓力也就此產生。壓力究竟是什麼意思呢？這個概念源於地質學的用語，用來稱呼地層的擠壓。舉例來說，壓力像是非洲板塊施加在歐亞板塊（歐洲大陸）的推擠力，因著這種推擠，便不斷地在地中海國家引發地震。當然，課業不會造成地震，不過擠壓力是肯定有的，而這樣的壓力會大大累積在正值青春期的少女們的心理層面。

有許多不同的天然小幫手能用來對付學業壓力：我們可以製作一支簡單的滾珠瓶用來救急，需要時就能將它塗抹在手腕脈搏處或是脖子上。

抗學業壓力滾珠瓶

荷荷芭油……10 ml
真正薰衣草……1 滴
醒目薰衣草（Lavandula intermedia）……1 滴
葡萄柚……3 滴

將以上成分放入滾珠瓶，感覺壓力時，塗抹在手腕脈搏處或是脖子上。

輕鬆抗壓滾珠瓶

荷荷芭油……10 ml
桉油醇迷迭香……1滴
大西洋雪松（Cedrus atlantica）……1滴
血橙……3滴

有了抗壓滾珠瓶的幫助，至少可以舒緩一下當下的情緒。

晨間版抗壓淋浴沐浴膠

蒸餾水……100 ml
椰子界面活性劑……50 ml
乳油木果脂……1茶匙
荷荷芭油……1茶匙
85%天然甘油……1湯匙
葡萄柚……10滴
桉油醇迷迭香……3滴
大西洋雪松……2滴
沉香木（Bursera delpechiana）……3滴

將蒸餾水混合椰子界面活性劑緩緩加熱

↓

融入乳油木果脂後添入荷荷芭油、稀釋甘油與精油

↓

充分攪拌後，裝填進塑膠瓶子

（因為在沐浴間不建議使用玻璃瓶。）

這種沐浴膠同時能夠護膚，而且當然也能在晚上使用，只要做適當的成分調整即可。為了讓青少年們能夠順利度過充滿壓力的一天，洗個晨間芳香淋浴吧！

夜間版抗壓淋浴沐浴膠

- 蒸餾水……100 ml
- 椰子界面活性劑……50 ml
- 乳油木果脂……1茶匙
- 荷荷芭油……1茶匙
- 85%天然甘油……1湯匙
- 血橙……10滴
- 依蘭……1滴
- 玫瑰……1滴
- 大西洋雪松……2滴
- 檀香……3滴

將蒸餾水混合椰子界面活性劑
緩緩加熱

融入乳油木果脂後
添入荷荷芭油、稀釋甘油與精油

充分攪拌後，裝填進塑膠瓶子
（因為在沐浴間不建議使用玻璃瓶。）

可以用血橙來取代葡萄柚；選用玫瑰和依蘭各一滴來替換三滴桉油醇迷迭香；大西洋雪松可以留著；如果喜歡的話可以用檀香替代沉香木。

notes

給喜歡彩色沐浴膠的人

只需要幾滴食用色素就能讓自己的淋浴體驗增添色彩，從黃、紅、綠到紫，所有的顏色都可以變出來！如果想要的話，您也可以在這產品裡按照指示劑量加入有機防腐劑。

Section 2

全面了解經前症候群

根據目前的統計資料，多達六成的女性遭受經前症候群（PMS）之苦，而三十到四十歲之間的女性是受影響最大的族群。生理期開始前，都會引起相同或相似的心理或生理不適。這種症候群大部分會在排卵後到月經來臨之前出現，月經開始後這些病痛又一下子不見了。

notes

經前症候群的症狀可以列成一張很長的單子，以下提到的只是其中的一些：

- 易怒
- 痤瘡
- 焦慮
- 嗜鹹
- 嗜甜食
- 低落
- 噁心感
- 胸部腫脹、疼痛
- 痔瘡
- 皰疹
- 心悸
- 頭痛
- 偏頭痛
- 疲倦
- 水腫
- 背痛
- 腹痛
- 失眠
- 下肢痙攣
- 性慾改變
- 還有很多其他的

身體為何對生理週期的反應如此劇烈？

經前症候群之所以會出現，是因為身體細胞層面上荷爾蒙平衡受到干擾，受此症候群所擾的女性，大約有百分之五到十會經歷非常強烈的症狀，這種不適不但會阻礙她個人的生活，也給身邊親近的人或者工作上的夥伴帶來不少負擔。

目前已知在生理週期的後半期，體內荷爾蒙會轉變成黃體酮濃度升高、雌激素分泌減緩的狀況。科學研究發現，月經前這段時期身體會出現以下情況：體內鈣含量會稍顯低下，血液中也會稍微缺乏鉻、銅、錳；維生素不足；可能會出現甲狀腺功能異常；運動不足以及各樣心理負擔，比如職場壓力增強。這段時期體內血清素的水平會比較低。血清素是一種大腦的神經訊息物質，由腦內的中縫核製造，此外也有一大部分存在腹部10。γ胺基丁酸（GABA）是另一種訊息物質，能在這段時期給予我們幸福感。經前症候群可以被視為一種心理內分泌功能失調，是一種我們的心理、神經系統及體內荷爾蒙含量，三者綜合起來的運作失常。

雖然我們真的不想要經痛，不過自己的身體卻沒得選擇。那我們能做些什麼，好讓自己舒服一點？

最重要的一點：給自己時間！在我最愛的克奈普神父（Sebastian Kneipp）名言中，有句話說：「不撥時間照顧自己健康的人，之後就要花更多時間照顧自己的疾病。」

認真聽聽身體對妳說的話！遺憾的是，我們已經不習慣信賴自己身體的直覺了！

不需要過度運動，但也別忽略運動！這是說，適度和適時的運動是健康的，過度了反而可能對健康造成很大的傷害。多少才是適量，這點得由妳自己來決定！不過能確定的是，運動對我們身體整體來說真的非常重要！

10 ｜審訂註：腸道內的血清素由腸嗜鉻細胞（EC）所分泌，同時是腸內分泌細胞，也是神經內分泌細胞。

攝取當季食材，盡可能吃得健康！我自己幾乎什麼都吃，我很享受吃東西，只要有當季的蔬菜水果就行，不過我也喜歡偶爾大啖一塊牛排，也不願錯過享用鮮魚的機會（我不特別奉行奶蛋素，也不吃全素），不過在我的飲食購物單上，蔬菜大概還是最重要的項目！

切勿暴飲暴食。狂飲暴食對我們通常沒什麼好處，因為身體要花費很多能量才能消化過於豐盛的食物。

避免抽菸。我知道，飯後一根煙或喝咖啡時來一根菸感覺很讚，不過還是應該減少尼古丁的攝取量。順便一提，過多的尼古丁會造成皮膚衰老，隨著身體老化在臉上的影響就會很明顯了。

關於咖啡、茶、酒：對於健康的身體，適度享用這些飲料不會造成傷害，不過也需要有限度，要納入考慮。**我們對自己身體所做的一切，都會反映到我們身上**。當我們受經前症候群之苦的同時，感受會更明顯。

很多在青春期那章節談到的方法這裡也能拿來用：解痙攣藥草茶、溫和地按揉腹部、抗頭痛檸檬精油，是能讓我們感到舒適的東西。

這裡也想推薦一些植物油作為營養補充劑，能帶來不少的幫助：其中最重要的就是**月見草油**（Oenothera biennis）和**琉璃苣油**（Borago officinalis）。這兩款油都含有**亞麻油酸和α及γ次亞**

麻油酸，這些脂肪酸對身體有著特別的功效：γ次亞麻油酸主要是前列腺素（一種類荷爾蒙物質）的前驅物，這剛好在我們最需要的地方發揮作用，經前症候群和月經不適時，特別能幫我們一把。對於很多其他方面的困擾，它當然也能發揮益處，例如異位性皮膚炎和牛皮癬等等皮膚疾患。γ次亞麻油酸也是懷孕時很重要的一項營養補充品。因此可以安心地說，這兩款油不只是疾患殺手，還能對皮膚發揮正面的功效。

經前症候群時通常也正好是心情低落時：覺得自己病奄奄的、沒有吸引力、脾氣差、還忍受著極大苦痛！其實，妳不是孤單一人在受這種苦！這種時候，正確的營養也能提振心情：攝取含有維生素B的食品，能支援血清素和多巴胺這幾種訊息物質；補充鈣質，麻州大學研究發現，對於經前症候群鈣質同樣能幫上忙。

對付情緒低落和跌宕起伏，用精油溫柔地按摩身體或用薰香的方式十分有效！如果喜歡全身泡澡，那以下的配方特別合適。

PMS全身泡澡

蜂蜜……………………………………1湯匙
橙花（Citrus aurantium flos）……………3滴

將橙花滴入蜂蜜混合後，乳化在大約38℃的溫水裡，最好是晚上泡。泡完香氣宜人的澡後，讓自己保持著這份舒適愜意，再來杯藥草茶吧！

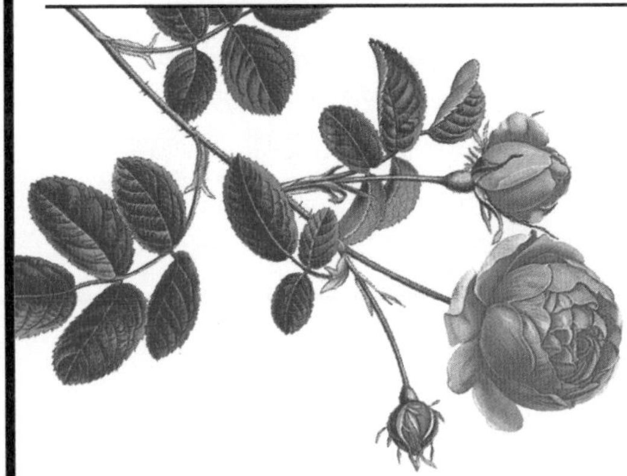

經前症候群按摩油

甜杏仁油	40 ml
月見草油	10 ml
依蘭	1滴
快樂鼠尾草	2滴
蒸餾的大馬士革玫瑰	2滴
檀香	3滴
血橙	3到4滴

用法

1 需要時取幾滴在薦骨區、腹部順時針按摩，也可以用在胸部緊繃不適的時候。

2 月經來潮的前幾天就開始使用。可以裝一點在滾珠瓶，隨時在脈搏處塗一點。

3 按摩後在沙發上休息半小時，也可以在腹部放上一個溫熱過的櫻桃核枕，再蓋好棉被。

注意！可保存三到四個月，請勿存放於冰箱。存放空間的溫度介於16至20℃之間。若經血量本來就比較多，月經前的按摩油裡請勿添加快樂鼠尾草！

放鬆身心藥草茶

- 西番蓮花（Passiflora incarnata）……1份
- 香蜂草……1份
- 橙花……2份
- 甜茴香碎籽……半份
- 有機甜橙皮……半份

按照建議比例混合成一副藥草茶

配方1湯匙
→ 用250ml熱水沖泡
→ 浸泡10分鐘
→ 過濾後趁熱喝

荷爾蒙造成的胸部疼痛

很多原因會造成令人不舒服的胸部緊繃感，其中之一便是乳房痛（Mastodynie），一種由雌激素引起的乳房組織內水分堆積。透過溫和的按摩就能減輕這種疼痛緊繃感，為此調配一個特別的胸部照護配方，還能馬上讓心情好一點。另外，當胸部有緊繃感時，建議多攝取一些鎂、鈣、維生素B6和維生素E。維生素B6能從整體改善經前症候群；維生素E能減輕緊繃感；鎂可以促進肌肉放鬆；鈣不但能減少組織內水分的堆積，還能減輕疼痛以及想吃甜食的情況。關於這類的資訊可請教您的藥師！

運用奶酪渣（Topfen）或白甘藍菜（Weißkohl）做成的胸部冷敷布也能鎮定正在疼痛的胸部[11]！

胸部痛舒緩按摩油

甜杏仁油	20 ml
月見草油	10 ml
快樂鼠尾草	3 滴
橙花	3 滴
蒸餾的大馬士革玫瑰	2 滴
絲柏	3 滴
葡萄柚	5 滴

用茶飲促進荷爾蒙平衡

好啦，我已經聽到妳說：「別再西洋蓍草了！」為什麼不呢，它可是最棒的啊！不過當然還有其他的藥草茶配方能派上用場。有幾條規則是無論如何要遵守的：如果想要調節月經，就應該從週期中間開始每天飲用兩到三杯自己喜歡的婦女藥草茶，直到月經開始為止。

如果經血量很大、經期也很長，那最好選用富含單寧酸的藥草茶，這類的藥草首推斗篷草。我曾祖母的筆記裡有個配方，由斗篷草、蕁麻、西洋蓍草和薺菜所組成。將四種藥草等分量混合，一湯

11 ｜審訂註：在台灣也有用高麗菜安撫哺乳媽媽們胸部脹痛的作法，可使用符合個人胸部尺寸的高麗菜葉冷敷。

匙的配方可沖泡一大杯茶，用大約半公升的熱水沖泡藥草，讓茶飲浸泡到十分鐘，注意別泡更久，否則會太苦，過濾後小口啜飲，每天兩次，一次一杯。如果月經量通常很少，那我曾祖母的筆記裡推薦的配方是白野芝麻（weiße Taubnessel）配西洋蓍草，同樣每天飲用兩杯（早晚各一杯）。

月經週期平衡按摩油

甜杏仁油	20 ml
血橙	6 滴
花梨木	2 滴
快樂鼠尾草	2 滴

處理身體各種不適感覺

常常在月經來潮之前，身體都有一種腫脹的感覺：手指腳趾鼓鼓的，臉部也覺得腫腫的，整個人看起來超沒吸引力。要對付這種情況，我們有法子！

針對臉部：玫瑰純露敷料能讓您感覺舒服點，我也很推薦使用接骨木花純露。這兩款純露能淨化肌膚，帶走因鼓脹而來的緊繃感。可用純露將洗臉巾沾濕，不要濕到會滴水的程度，再拿來濕敷臉部。純露的芬芳能帶來額外的心理安適感。

針對手指和腳趾：我們能製作按摩油來進行手浴或足浴。若您有浴缸，在浴缸裡注入溫水，注意不宜太熱，但泡在裡頭要感覺舒服，來個令人放鬆的全身泡澡吧！

消除經前腫脹手浴／足浴油

金盞花浸泡油……15 ml
月見草油／琉璃苣油膠囊……1個
杜松漿果……2滴
快樂鼠尾草……1滴
葡萄柚……2滴

將金盞花浸泡油與膠囊內的月見草或琉璃苣油混和後，再添入精油。在水溫約30℃的盆內加入浴油，再將雙手或雙腳浸入，腫脹感應該很快就會消退。精油中的杜松漿果有消腫的功效；快樂鼠尾草能帶來平衡；葡萄柚能照顧情緒。

經期放鬆浴鹽

死海海鹽……50公克
玫瑰精油……5滴
快樂鼠尾草／天竺葵……2滴

將這些原料充分混合，再溶入泡澡水裡。享受泡澡的同時也可搭配美妙的音樂和柔和的燈光，保證放鬆！

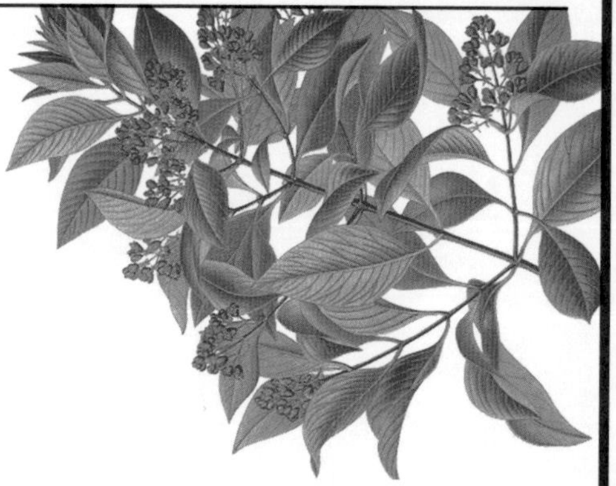

處理經前症候群的東方調

零陵香豆（Dipteryx odorata）……2滴
檀香……3滴
葡萄柚……5滴

用法

1 想做成身體保養油，就調入50ml的植物油。甜杏仁油／澳洲堅果油／杏桃核仁油任選一種。

2 想做成沐浴膠，就拌入50ml中性沐浴膠中即可。

notes

營養小提醒

在週期後半採取高膳食纖維飲食的話，體重就不容易增加，也能減少組織裡的水分堆積。我們該以新鮮的蔬菜水果來照顧自己，並避免過多的咖啡、酒精和甜食。

這段時期每天服用一茶匙亞麻仁油也能減輕經前症候群帶來的困擾。亞麻仁油含有多元不飽和脂肪酸（α-次亞麻油酸、亞麻油酸），如同月見草油和琉璃苣油，也是處理疼痛和身體不舒服的好幫手。

Section 3

各種類型的經期紊亂

彷彿還不夠折磨人似的，能把人搞得渾身不對勁的還不只是經前症候群，各式各樣的經期紊亂也讓人難以應付！可能是經血量受到影響，也可能跟週期頻率有關。當我們試圖在週期紊亂這片茂密叢林裡找出方向時，勢必會碰到各種鮮少聽過的觀念。我必須先聲明，我並非醫師、也不是專科治療師，不過我盡力按照自己的理解去解釋這些觀念。

經期紊亂常常和經血量及潛在的疼痛或經痛情況有關。這點我們要先清楚認知，接著再來看看大自然有哪些東西可以處理這些狀況。首先，一次生理期的經血量，通常平均會落在四十到五十毫升之間。

經痛

多年來和朋友們的談話中，總是不斷聽到她們抱怨自己月經來潮時，伴隨著嚴重的痙攣性疼痛，有好幾位是從第一次月經就開始了這樣的痙攣性疼痛。我們把這種不適稱為經痛。現代女性也有很多人仍受著經痛之苦，往往經前症候群的腹部痙攣會直接無縫接軌到經痛！讀者們已經知道一款對抗此症狀的法子了！就是西洋蓍草茶。看來我們還有好長一段時間都用得上它！對付此症狀還有另一款按摩油可用。

抗經痛按摩油

甜杏仁油	30 ml
橙花／蒸餾的玫瑰	1 滴
快樂鼠尾草	2 滴
依蘭	1 滴
血橙	4 滴

用此配方以順時針方向按摩您受苦的腹部，請別忘記，在平躺時稍微把腿墊高，這樣可以放鬆腹壁。

如果經血量過多

月經出血量太大也會加重生活的負擔，所謂量太大，是指每天需要超過六個衛生棉或是棉條，每天會失血約八十毫升。根據婦科醫師的說法，每五位處於生育期的女性就有一位會遇到這個問題。經血過多可能是功能性失調，不一定是器官病變所引起。遇到經血過多的情況時，一定要找自己信任的婦科醫師好好諮詢，這點很重要。萬一經血過多還伴隨著更多其他症狀，如週期間出血，或性交後出血，那有可能是子宮內膜發炎（Endometritis）所造成的，也有可能是肌瘤（子宮肌肉層的良性增生）或息肉。還有其他幾種可能原因，或有可能是一時的荷爾蒙紊亂。按摩油有時候能提供協助。

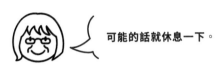

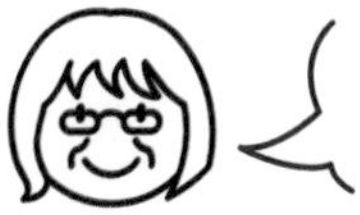

量大舒緩按摩油

甜杏仁油……20 ml
玫瑰天竺葵……1 滴
真正薰衣草……1 滴
神聖乳香（*Boswellia sacra*）……2 滴
葡萄柚……4 滴

用此配方輕柔按揉腹部及下背部，取一點點按摩油即可。

如果經血量過少

當您的月經血量相當稀少，持續的日子也比較短，通常是更年期開始的徵兆。此時卵巢的雌激素產量大多已經減少，形成經血的子宮內膜因而無法變得像以往那麼厚，經血量因此減少，總共流失大約十毫升的血量。經血過少本身不太會帶來什麼身體上的病痛，不過我第一次遇到這種情形時還是有點不太確定，心裡一直猜想會不會是高齡懷孕（我當時已經年過五十了！），原來是正常的荷爾蒙變化。

關於經期長短

月經持續時間的長短也可以是經期不適的因素，這類型的困擾通常最不舒服。

如果是經期過長，指經期超過六天的情況。根據我的婦科醫師提供的訊息，這種情況大多是使用螺旋銅線子宮內避孕器而引發的。少數經期過長的個案是由於凝血功能不良所導致（其中有些人是因為服用抗凝血藥物），也有因為腫瘤而引發的。遇到這種情況，請您務必諮詢信賴的醫師！

月經頻率：月經週期的長度

月經頻率，也就是月經週期的長度，同樣也被冠上許多種名稱。怎樣是正常的呢？平均來說週期的長度介於二十一至三十五天之間，這是所謂的正常範圍。從月經來潮的第一天起算，一直算到下一次來潮的前一天。如果說兩次月經間隔的時間並非總是一樣，通常也無須大驚小怪！荷爾蒙的起伏變化、旅行、或是生病等等因素可能推遲月經好幾天。正如青春期章節所談到的，在我們展現女性特質的初期，月經週期長短不一致是很自然的現象。這同樣也會發生在更年期之前，這時會因卵巢的活動力降低，週期也因此受到影響。如果月經間隔時間盡可能一樣的話，那我們會很開心，特別是當經血量也落在正常的範圍內。不過當間隔日數不同於平均值，也就有了不同的名稱。

如果月經次數過多

遇見不規律（或規律）的短週期情況，我們稱之為月經次數過多。這時週期日數已經降至二十一天以下，這樣可能會給身體帶來負擔！背後的原因幾乎都是卵巢機能異常，此情況大部分出現在少女身上，或是當女人鄰近更年期的時候。這也有可能是其他生理原因所造成，例如子宮內膜異位[12]、子宮肌瘤、發炎、或息肉。

如果月經次數過少

當月經週期劇烈拉長到超過三十五天時，就是月經次數過少。這種偶爾才來一次的月經，經血量大多也是相當微弱（參見月經過少），這幾乎完全是荷爾蒙因素所造成。月經次數過少大多和更年期有關，不過當體內產出過多的泌乳素時也會出現此症狀。甲狀腺方面的疾病、沉重壓力或是新陳代謝疾病都有可能引發此症狀。

如果是無月經症[13]

三個月沒有來月經，就可以稱之為無月經症。如果少女直到十六歲還沒有開始來月經，稱為原發性無月經症。這可能是受荷爾蒙因素影響，也可能伴隨著生理構造異常。如果有來過月經，但週期維持在三個月以上，而無自然的生理原因（例如懷孕），那麼我

12｜作者註：這是種會引起疼痛的慢性疾患，患者的子宮內膜甚至會長到子宮外部，因而造成問題。

13｜作者註：無月經症 Amenorrhoe 是個希臘文的組合字：a 是「沒有」，menos 是「月」，rhoe 是「水流」的意思。

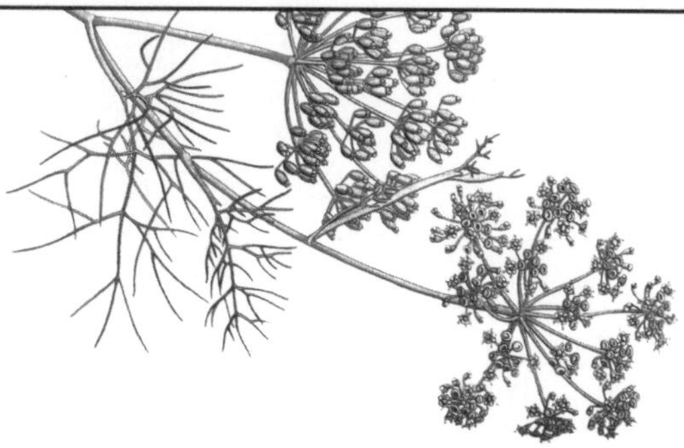

們稱之為次發性無月經症。

荷爾蒙系統也會對體重的跌宕起伏產生反應，例如急速消瘦的情況。還有，從事極高強度的競技運動也有可能是無月經症的原因之一。月經完全停止也可能是承受了極度壓力的後果。若排除了懷孕的可能性，便可開始運用精油加以協助。若好幾個月沒來月經，那請務必去做醫學檢查以釐清狀況！無月經症有好幾種類型，最好向信賴的醫師諮詢了解實際狀況。

經前保養藥草飲

- 德國洋甘菊花朵……1份
- 迷迭香藥草……1份
- 甜茴香籽……2份
- 香蜂草葉片……3份

按照建議比例混合成一副配方藥草

配方藥草1茶匙
↓
用250ml熱水沖泡
↓
浸泡10分鐘
↓
過濾後趁熱喝

從月經開始前幾天每日服用兩杯。

月經週期間異常出血

指稱兩個經期之間出血的狀況，雖然也是經血，但大多是由於荷爾蒙紊亂所引發的，這類出血會一再嚴重干擾週期的規律性。子宮出血可能是因為週期錯亂，也有可能是服用避孕藥或是進入停經期等等。在藥局可以買到低濃度酒精形式的貞節樹（Vitex agnus-castus）萃取物，這對於子宮出血症會有助益。我們也能自行泡製例如西洋蓍草藥草和斗篷草的酊劑，這兩款酊劑可以混合在一起使用。每日服用三次，每次二十五滴。

週期混亂調節茶飲

斗篷草……

金雀花（Besenginster）……

西洋蓍草……

薺菜……

萹蓄（Vogelknöterich）……

等比例混合成一副配方藥草

配方藥草 1 茶匙

↓

用 250ml 熱水沖泡

↓

浸泡 10 分鐘

↓

過濾後趁熱喝

月經開始前，每日服用兩杯（從預測來月經的日子往前大約四天）

能夠透過自然療法達到平穩的經期嗎？

我的心裡冒出了疑問：我們有辦法運用植物療法或芳香療法來改善週期混亂的問題（月經頻率）嗎？如果答案是肯定的，那麼使用哪些精油或藥草才能有所助益呢？另外，還須決定在什麼時機、用什麼方式來使用精油。從前的民俗醫學在調整經期時會使用貞節樹（Vitex agnus-castus）。如今貞節樹果實的萃取物已經做成在藥房販售的口服藥品。迷迭香藥草也被賦予這種功效，特別能促進骨盆區域的血液循環。

在月經週期前半（不論何種月經不規律）

可以使用快樂鼠尾草、甜馬鬱蘭、甜茴香、鼠尾草、小花茉莉（Jasminum sambac）。並不是一次全都用上，而是以一個較為平衡的配方。以下的按摩油是配方範例參考：

前半週期調理按摩油

夏威夷堅果油	20 ml
快樂鼠尾草	1 滴
依蘭	1 滴
葡萄柚	4 滴

每日多次將此配方塗抹在下腹處，可能的話也塗在薦骨區。

月經週期後半

我們用桉油醇迷迭香、檸檬、佛手柑、天竺葵、杜松漿果、黑胡椒（Piper nigrum）作為按摩配方。

日光後半週期調理按摩油

甜杏仁油	20 ml
天竺葵	1 滴
桉油醇迷迭香	1 滴
檸檬	3 滴

這款油應該在白天或上午使用，因為它會讓人清醒；它也能幫助我們減輕經前症後群的症狀。

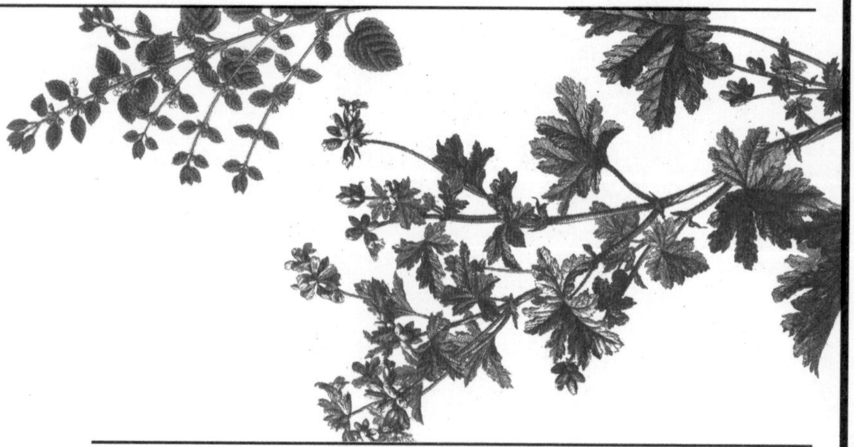

夜間月經週期平衡保養油露

- **玫瑰／香蜂草純露** …… **50 ml**
- **甜杏仁油** …… **50 ml**
- **蒸餾的大馬士革玫瑰** …… **4 滴**
- **真正薰衣草** …… **1 滴**
- **天竺葵** …… **1 滴**
- **香蜂草** …… **1 滴**
- **葡萄柚／血橙** …… **5 滴**
- **檀香** …… **2 滴**

週期後半的晚上我推薦使用這款兼具保養和調節功效的油露。首先把甜杏仁油注入瓶中，再添入精油，充分拌勻，最後用純露將瓶子填滿。

注意！每次使用前請充分搖勻，好讓水相物質和油相物質混合。

在正確的儲存環境下，這款油露可以維持幾天不壞掉，當然也可以添加幾滴有機防腐劑。它可用於全身，不只保養也能在荷爾蒙和心靈方面發揮特別的好平衡效果。

Section 4

生理衛生用品小歷史

卵巢內有大約四十萬顆的卵母細胞在靜靜地等待成熟的機會，它們各被一個濾泡包裹保護著，只有大約五百顆會發展成熟並飛躍進入子宮。直到更年期為止，女性的一生大約會有五百次月經，這大概會用到我們人生中五百個星期的時間（一次經期若用六天來計算，至少就會占用我們三千個日子！）。

這段時期我們所需要的衛生棉墊和棉條的量大到讓人不敢相信。每年全球會將四百五十億到五百億這類用品送進垃圾堆裡，它們需要大約五百年這麼嚇人的時間才能完全腐爛分解！這件事看似無關緊要，我們卻應該思考，不使用棉墊和棉條的可能性，選擇衛生用品時留意對環境的友善度，在今日要做到這事完全不難！

如果我們要探討月經和相關必要用品的話，那女性衛生用品的歷史是個無法迴避的主題。打從人類歷史之初，用來承接經血的產品一直是人們關注的議題。所有的文化都會發明出用來吸收經血的衛生輔助用品，大部分是用植物纖維製作而成，也有利用苔蘚和草為原料製作的。例如在中國過去的帝王時期有一種手工墊子，用帶子固定在腰間，這種墊子會填滿棉花、稻草紙或是舊衣碎布等等。古埃及已經會使用以草或紙莎草纏繞在小木棍上做成的棉條了。

衛生棉

在歐洲，有部分的人用棉花來承接經血，布料材質的衛

從前想要公開銷售女性生理期用品並不容易，因為人們根本不想提到女性身體的生理現象，覺得這是不禮貌的事！

生棉一直到一九五〇、六〇年代都還非常普遍。使用木毛材質（Holzwolle）想必一定不舒適，這種衛生棉在一八八三年開始流行，可利用一種叫做「黛安娜帶」（Dianagürtel）的腰帶把它固定住。過去衛生棉的材質有用泥炭蘚、毛巾布做成的，最後甚至出現（不過這是在美國）塞入棉花軟墊的一次性衛生棉。使用前必須將它固定在一種類似吊帶褲襪的腰帶上，常常會配著安全別針或金屬扣。這樣的裝置一直延續使用到一九七〇年代。以前我自己也有一個這樣的複雜東西，用的人完全沒有安全感，不知道它何時會稍微偏掉。記憶中一個女生來了月經，因衛生棉的位置跑掉，裙子、內褲的後面全是血漬！

一九六〇年代女性衛生棉的品質迅速改善，以前使用紗布作為吸收襯料，如今羊毛內襯流行起來。而一九七三年出現了革命性的發明：第一個自黏性的衛生棉問世。從那時起直到現在，成為理所當然的存在！不過，布料衛生棉的用量如今再次持續攀升，為什麼呢？背後有兩個原因：一方面人們的環保意識抬頭（大家會去思考後續處理的問題），另一方面這種材質帶來更佳的肌膚感受：既天然又有吸收力，還可以洗滌，對於如此敏感的部位更具親膚性。

衛生棉條

衛生棉條的歷史起源很早，不過後來是怎麼演變的呢？在一九二〇年代的美國已經發明人造纖維的衛生棉條，不過這樣的產品當時乏人問津。大約十年後，紙板做的棉條輔助導管創造出來，自一九五〇年代開始，簡易的衛生棉條也在歐洲流行起來。以前也有人使用天然海棉製成一種沒有附外拉棉線的衛生棉條，直接塞入陰道裡。一九七八年有一款衛生棉條問世，它用吸收力強大的材質製成，然而這種材質不斷地跟毒性休克症候群扯上關係，導致一些婦女死亡。

毒性休克症候群，此症候群也稱為ＴＳＳ，是一種由葡萄球菌所引發的感染症，此種細菌會穿過開放性傷口或是子宮進入血液循環當中，由此產生一種毒素，能引發人體休克，嚴重可能致死。而衛生棉條在體內放置的時間長短對此也有影響。此病症是怎麼發生的？吸收能力特別好的衛生棉條能夠與鎂結合，從而改變陰道菌叢生態。缺乏鎂的陰道環境結合葡萄球菌就可能產生一種毒素，會穿越陰道黏膜抵達血液循環之中，因而導致上述的毒性休克。

ＴＳＳ的症狀有嘔吐、腹瀉、高燒、偶爾還有類似曬傷的反應。改用有機棉花製成的衛生棉條能降低罹患ＴＳＳ的風險，我們不清楚實際上ＴＳＳ患者的數量，想要避免染上ＴＳＳ，最遲四到五小時就要更換一次衛生棉條，並且在移除舊的、放入新的棉條之前仔細清潔手部；特別注意要選用自己需求範圍內盡可能小號的棉條。夜間最好避免使用棉條，改用衛生棉！

月經杯是什麼？

月經杯看起來就像個小漏斗，材質是膠質或矽膠。將它導入陰道內，每隔幾個小時清空一次。美國早在一八六七年就發明了月經杯，不過這麼久以來始終無法推廣開來。直到大約二〇〇〇年以後才看到市面上出現各種樣式、主要以矽膠為材質的月經杯，根據我的研究，越來越多具有環境意識的婦女開始採用和喜愛它。月經碟片[14]的運作方式也很類似，是一種聚乙烯材質、帶著彈性塑膠環的一次性產品。

14 | 審訂註：台灣目前也有開發出長用型非拋棄式的月亮碟片。

Section 5

認識陰道感染與分泌物

關於陰部肌膚刺激和小病

如果我們選了不適合的生理用品，無論是衛生棉還是棉條，都可能造成皮膚刺激。妳是否曾感覺：使用了衛生護墊或衛生棉後陰部變得乾燥？或是甚至會搔癢呢？如果妳是敏感性肌膚，這些生理用品裡的人造纖維很容易就會引起私密處的皮膚刺激。

也可能會出現相反的狀況，例如陰部出汗。衛生棉裡的塑膠材質容易促進陰部出汗，帶來一些真正擾人的問題。那些抑制氣味的化學藥劑正是罪魁禍首之一，而遺憾的，那些帶來清爽氣味的人工合成香精也是。不管是貼在內褲上的衛生棉還是放在身體裡的棉條，裡頭所含的物質都特別容易影響我們身體私密處的肌膚。再來複習一下，陰道不只有很多血管和淋巴管而已，更因為它特殊的環境，非常容易藏納有害物質。陰道菌叢平衡一旦被擾亂，感染物和黴菌就能輕輕鬆鬆在身上作怪。

能引起皮膚刺激的東西不只有衛生棉或棉條，太緊繃的或人造材質製成的內褲和褲子也會。所以買衣物時要張大眼睛！別忘了，另一個陰道感染的可能來源當然是性行為，不過這裡我們來談一下其他的背景問題。

陰道菌叢

陰道有著獨特的環境，黴菌和細菌在其中維持著某種平衡。每一毫升的陰道分泌物裡除了黏膜細胞外還有大約一億個細菌！這些絕大部分是乳酸菌，在陰道環境裡它們活得很自在。一位健康、性成熟的女性體內的乳酸菌（乳酸桿菌）會利用陰道細胞的糖分來形成乳酸，是陰道呈現酸性pH值的主因。這部位的pH值通常落在四點五。這種酸性環境不利於細菌孳生，因此形成對抗黴菌和細菌的良好保護。

然而每個女性陰道分泌物的組成成分還是有差異。一般情況下，陰道分泌物中那些與乳酸菌一同出現的其他菌種（鏈球菌、葡萄球菌、腸桿菌）不會引發疾病症狀。不過，陰道的環境特別易受荷爾蒙影響，會隨著月經週期而變化，也會根據年紀或是否懷孕而有所不同。

藉由雌激素的影響，陰道內的糖分含量會提升，乳酸桿菌也會因著糖分改變而出現變化。這也意味著在生理週期前半，也就是由雌激素為主的期間，乳酸菌會增生。

青春期開始之前，陰道液體的酸鹼度類似正常皮膚的酸鹼度，也就是落在pH值五點五。

懷孕期間陰道的酸鹼度也同樣會提高，停經之後也一樣。

服用抗生素會影響陰道菌叢的變化；另外，避孕藥也可能造成損害。敏感的陰道環境也會因著觀念錯誤的清潔方式而受到干擾。私密處噴霧還有洗滌能力強大的肥皂都會對陰道菌叢造成損害，應避免用來直接沖洗陰道，要清潔的話用清水或中性酸鹼值的產品就好。顧好陰道環境所花的心力永遠值得！

陰道分泌物

即使在完全健康的狀態，身體還是會在陰道區域排出液體。這種分泌物對於維持健康是必不可少的，它肩負了許多任務。

子宮頸黏液分泌物

- 維持陰道菌叢平衡
- 支援自體免疫系統對抗細菌和病毒
- 協助運送精子通過陰道
- 給予精子養分
- 支援生育能力
- 告訴我們目前生理週期的階段

很多事要靠子宮頸黏液分泌物來完成，所以偶爾一定會殘留一些白色黏液斑塊在褲子上。

根據所處的週期階段，分泌物的稠度會有所改變，甚至連顏色和分泌量也會有所不同。子宮頸黏液首次造訪大概會是在青春期開始的兩年前，之後直到更年期我們還會持續看到它。

子宮頸黏液由子宮頸腺（Glandulae cervicis uteri）所製造。這黏液的成分包含了陰道的細微液體、上皮細胞、陰道菌叢的一部分、子宮頸腺的分泌物、還有新陳代謝後的產物。整體來看pH值落在酸性區域的三點八到四點四之間，身體每天製造大約五毫升的量。

如何靠子宮頸黏液看出週期階段？

在非受孕的日子，子宮頸黏液是黏稠的流體，呈現白白的、奶色混濁狀、幾乎像膠水一樣黏手。它會將子宮頸口封住，形成天然屏障，細菌或精子都無法穿越。

處在排卵期附近時，子宮頸黏液是稀薄的流體，清澈透明。藉由濃稠度的改變，精子如今可以通過子宮頸而進入子宮。另外，比起其他時候，我們會在這階段製造更多的子宮頸黏液，也變得特別容易受孕。

在月經來臨的幾天前，濃稠度和顏色又會再次改變：此時的分

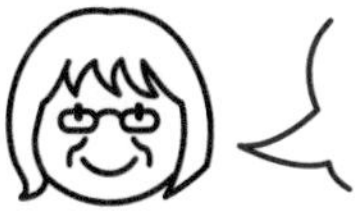

請務必注意：每次發現不正常的陰道分泌物，一定要找醫生做檢查！

泌物會是棕色的，因為裡頭已經有幾滴小血滴了。這就是所謂的月經點狀出血，是正常現象。

陰道口分泌物

為正常陰道排出物，不是疾病。每個擁有性生活的女性或多或少都會有，這是完全正常的，有時也會稍微多一點。這個液體是清澈到乳色，有時候會厚重濃稠一點，但總是沒有氣味的，不應與之前提到的子宮頸黏液搞混。其成分一部分是子宮頸黏液，另一部分是陰道黏膜細胞的分泌物所組成。這個液體也是酸性的，也有著防護病原體（細菌、黴菌、披衣菌）入侵的重要功能。不過當它的顏色、氣味、或稠度改變時，就有陰道或是子宮發炎的可能。當然也和清潔用品的化學成分、避孕藥、潤滑液等用品，還有腸道瘻管或是膀胱瘻管有關係。

黴菌感染

陰道和外陰部的黴菌感染是最常見的感染症狀，大多和白色念珠菌（candida albicans）有關。

許多女性一生中至少會遭遇一次陰道黴菌感染，通常跟荷爾蒙的高低起伏有關連，壓力和藥物也可能把陰道菌叢搞得亂七八糟。

如果陰道菌叢混亂了，黴菌和細菌就能輕易增生，引起後續不舒服的症狀。白色念珠菌是種酵母菌，我們經常能在身體內發現它的蹤影，主要出現在口腔、咽喉和腸道的黏膜，在生殖部位也有。德國營養學會曾有紀錄，大約百分之七十五的健康人口體內有它的蹤跡。另外會被傳染的部位是在手指縫、腳趾縫，也會感染指甲。只有在身體的免疫系統沒法正常運作或被擾亂時才會引發疾病。

黴菌感染既沒有迫切的危險也不是性病，會透過性交來傳播，但也有其他傳染的方式，即使伴侶沒有出現典型的黴菌感染症狀，也應該要一起接受治療，因為大部分時候他是個傳播者。

陰道黴菌感染後會有什麼跡象？
當這些症狀出現時，我們就該警覺

- 燒灼感
- 劇烈搔癢
- 外陰（特別是陰唇）腫脹、發紅
- 分泌物呈現白色碎屑狀、糊狀

正如前面所述，黴菌感染的背後有很多種原因

- 抗生素
- 糖尿病
- 飲食和飲用水：當胃酸沒有殺滅黴菌時，它們便會抵達腸道並迅速擴散
- 被伴侶傳染
- 公共廁所
- 荷爾蒙變化（懷孕、避孕藥）
- 不適當的衣物（人造材質、褲子太緊：黴菌愛好溫暖潮濕！）
- 私密處清潔方式錯誤（且過度）
- 游泳池池水的氯擾亂陰道菌叢
- 壓力，精神負擔，伴侶關係

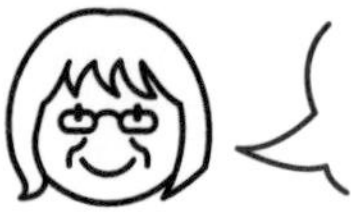

要是常常發生黴菌感染，您的醫師可能會考慮加上口服藥物的全身性治療。這類的處治絕對要在醫師的指引下進行！我們所能做的只是用輔助方法來支援身體康復而已。

我們可以做什麼預防措施？

棉質的內衣褲（要可以煮沸殺菌）

避免使用塑料材質的衛生棉

到公共游泳池時，使用浸泡過植物油的衛生棉條

飲食注意糖分減量（念珠菌喜歡糖！）

清洗私密處時用中性清潔用品或是清水

當發現已經感染黴菌時，請務必讓伴侶一起接受治療，用煮沸方式消毒他的衣物或至少用60℃的水溫清洗。

在您迫不急待要開始自我治療之前，應該先釐清自己的實際狀況！

關於支援身體康復的輔助方法

沖洗劑 純露能夠鎮定私密處受到刺激的皮膚。經過驗證、效果好的純露有薰衣草、玫瑰、天竺葵和茶樹。

坐浴 坐浴水裡添加英國橡木皮（Eichenrinde）可以帶來鎮定安撫的效果。

橡木皮煎劑坐浴配方

英國橡木皮……100公克
水……2公升

事先將橡木皮用水煮過，短暫煮滾後最多浸泡約十五分鐘。過濾後將煎劑倒入大臉盆或是嬰兒澡盆裡，再用六公升的水稀釋。坐浴的水溫在37℃，於盆裡長坐二十分鐘。

黴菌感染藥草坐浴

金盞花……2份
西洋蓍草……1份
問荊（Equisetum arvense）……1份
長葉車前草（Plantago lanceolata）……1份

作為預防措施，或者就算這擾人黴菌已經上身，用這個藥草配方坐浴都有幫助：將藥草包入小麻袋裡，掛著浸泡在坐浴用水裡。使用約38℃的水溫坐浴一段時間，不過別超過二十分鐘。

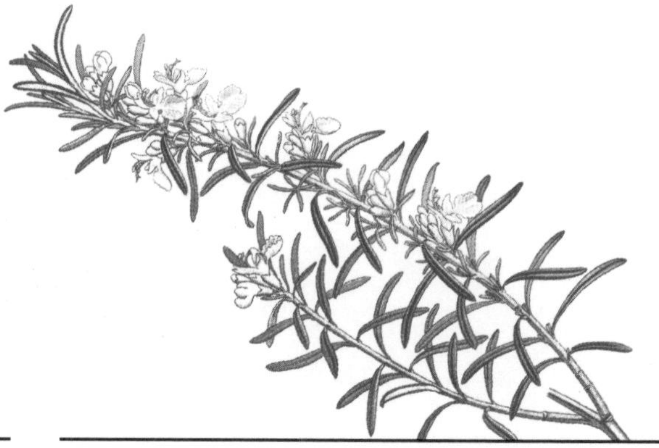

減輕黴菌感染搔癢栓劑

乳油木果脂……5公克
可可脂……10公克
馬鞭草酮迷迭香（Rosmarinus officinalis ct.verbenone）……3滴
玫瑰草（Cymbopogon martinii）……6滴
松紅梅……3滴
蒸餾的大馬士革玫瑰……3滴

把乳油木果脂和可可脂一起融化
↓
拌入精油，再倒入栓劑模子（在美容用品店或藥局買得到）
↓
待冷卻變硬後，每個栓劑單獨包起來
↓
放入冰箱內儲存，可保存大約三個月

許多奧地利醫師會建議使用乳酸菌製劑（Döderlein Med），我們也能自製讓身體輕鬆自在的配方。這款栓劑能迅速減輕搔癢感，無比親膚，不會有灼熱感。

急性黴菌感染棉條用油

聖約翰草油浸泡油……80 ml
蘆薈膠……20 ml
松紅梅……5滴
玫瑰草……3滴
蒸餾的大馬士革玫瑰……1滴
佛手柑……10滴

將原料互相混合即可。每次大約三滴配方油在衛生棉條上。使用棉條後，請務必在四小時內更換。

急性黴菌感染陰道照護油

甜杏仁油	30 ml
金盞花浸泡油	20 ml
佛手柑	4滴
檸檬	3滴
真正薰衣草	3滴
沉香醇百里香（Thymus vulgaris ct.linalool）	4滴
松紅梅	2滴
玫瑰草	2滴

取幾滴配方油塗在陰部，
也在陰道內部小心地抹一點。

多種病理性分泌物

會產生這些分泌物不一定只是黴菌感染所引起，大部分都會牽涉到其他陰部感染，而產生發炎反應。

單純陰道發炎的症狀和黴菌感染的症狀很類似

- 灼熱感
- 搔癢感
- 疼痛
- 外陰腫脹
- 陰道分泌物的顏色與平常不同（黃綠色、黃黃的、灰色、含膿的、棕棕的、棕色／帶血），氣味也有差異（聞起來噁心）
- 因黏膜微小的損傷而產生水分滯留問題

造成這些分泌物的可能原因有很多！這裡只列出一小部分選項

藥物（可體松、避孕藥、化療、抗生素⋯）

酵母菌

細菌感染，例如接觸感染了
大腸桿菌、陰道加德納菌（Gardnerellen）

病毒（皰疹，疣）

滴蟲

陰道裡的異物（例如遺忘在陰道裡太久的棉條！）

荷爾蒙缺乏

產生刺激的物質，例如洗衣粉、私密處乳液、潤滑液、保險套等等

免疫系統低下

白色分泌物

通常有幾種原因：受到物理性或化學性的刺激之後、細菌感染、或是陰道腫瘤。灼熱感、搔癢感、有時候會有局部疼痛。這種

時候，最重要的是協助陰道環境的重建。

用斗篷草或白野芝麻（Lamium album）製成的沖洗劑最適合處理這個問題，英國橡木皮煎劑坐浴法也是一種選擇。洋甘菊、鼠尾草、錦葵（Malve）也同樣能用，特別是錦葵，其內含的黏液物質能在受刺激的陰部黏膜上覆蓋一層保護膜。從植物療法的角度來看，果醋沖洗劑（Essigspülung）同樣值得推薦，可以用兩茶匙蘋果醋兌半公升水，每日沖洗兩次。根據我的經驗，還有另一種「偏方」，是將一瓣去皮蒜頭盡可能深入地塞進陰道裡[15]，讓它停留在裡面大約十二小時。可在蒜頭上繫上一條細繩，這會方便我們把它從陰道裡取出來，這個療程該執行約莫一週的時間。

細菌感染 加德納菌 Gardnerella

大部分的細菌感染可從這兩個重要跡象看出：一是分泌物會變得濃稠、白白到灰灰的，也常常會呈現起司般碎屑狀；另一個是有魚腥味！

醫生檢查的時候會採樣做成抹片，放在顯微鏡下觀察，如果其他疾病都被排除，就會開立陰道藥錠（Döderlein Med，含有能幫助重建正常陰道菌叢的乳酸菌）或使用殺滅黴菌或細菌的陰道栓劑來治療，建議伴侶也要同時治療，可以找家庭醫生或泌尿科仔細諮詢。

15｜審訂註：因蒜頭辛辣，加上台灣氣候潮溼，若使用不當反而容易造成發炎，建議勿在未詢問醫師的前提下輕易嘗試。

細菌性發炎務必要接受治療並痊癒才行，否則子宮可能會因為細菌數量攀升而受損。懷孕時若發炎，我們就要特別注意，切勿讓它導致早產的發生。若這種發炎變成慢性的，陰道菌叢就會無法完成它應有的任務。作為正統醫學的補充，如同遇到黴菌感染的情況，我們也可以用藥草茶湯來坐浴或做沖洗劑。

陰道感染藥草茶沖洗劑

金盞花
白野芝麻
拉拉藤（Galium）
等比例混合成一副配方藥草

配方藥草 2 湯匙
用 500ml 熱水沖泡
浸泡 10 分鐘後過濾
加入溫水稀釋後坐浴
或是戴洗滌用手套
仔細清洗陰部，
再好好擦乾！

披衣菌感染 chlamydia

披衣菌也是細菌，會寄生在細胞內迅速增生。尚在細胞內的披衣菌相當難以診斷出來，它會侵害黏膜並引起發炎。如果這種感染沒有治療的話，有可能導致不孕症等後果。有幾個案例是母親在生產時垂直感染了小嬰兒，出生大約三週後，大部分的孩子就得了細菌性眼睛發炎，甚至是肺炎。不過，這種感染症可用抗生素妥善治療。遇到這種感染症，伴侶也要一起接受治療！

陰道滴蟲 trichomonas

有些感染症讓人相當不舒服，而滴蟲絕對是其中之一。

症狀

- 陰道分泌物呈黃綠色、泡沫狀、帶膿
- 強烈搔癢感
- 分泌物極端難聞
- 陰道發炎
- 燒灼感

披衣菌感染往往要到很久以後才會出現可辨識的症狀

- 排尿時有燒灼感
- 黏液般帶膿的分泌物
- 黃綠色的陰道分泌物
- 不明下腹疼痛（這可能是子宮內膜炎或是卵巢發炎的信號）
- 懷孕期間有早產宮縮

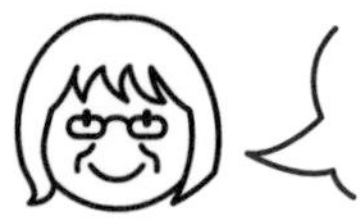

有個妙方，是從我的順勢療法師那裡得到的：局部使用 Tigerlilie D2- 藥錠，能迅速幫您渡過最不適的時候。在我們自己開始動手前，都要好好想清楚：症狀一定要由醫師根據陰道檢查和抹片釐清確實情況。

陰道滴蟲主要是透過性交傳播！這時伴侶也要注意了：至少他的尿道口也會有強烈燒灼感。此感染症接下來的發展可能會是膀胱、腎臟、輸卵管、卵巢的嚴重發炎，因此，請趕快去找醫生做檢查和諮詢！

如果在我們用了特定的洗滌物質之後或是在使用保險套、潤滑用品或甚至是衛生棉條之後，分泌物明顯變多的話，那就是我們的身體在替它最敏感的部位防衛這款產品。遇到這種情況時就請您仔細觀察，身體在何時、因著什麼才產生如此的變化，並且暫停使用，如今市面上已經有很多好的替代品可用。

除了接受婦科的醫學治療外，我們也能用金盞花茶湯進行輔助性的沖洗。有款精油洗劑同樣能對陰道發揮舒緩的效果：

舒緩陰道感染不適沖洗劑

天竺葵……6 滴
羅馬洋甘菊／西洋蓍草……6 滴
真正薰衣草……3 滴
甜馬鬱蘭……10 滴

將精油滴在小瓶子裡混合後，在一個小碗內滴入三到四滴，加入奶精球乳化，再倒進臉盆裡用溫水稀釋並用來沖洗。事後務必以 70℃的水清洗所有器具！

Chapter 3

身體與愛的練習簿

Section 1
讓手指來場身體旅行

Section 2
懷孕的身心思考練習

Section 3
流產或小產後情緒照顧

Section 4
墮胎後的身心養護

Section 1

讓手指來場身體旅行

談論性愛基本上不是什麼羞恥的事，只是常常會談到一些讓人感到難為情的話題。但是，透過客觀的了解能讓我們發掘性與愛美好的面向。性與愛，男女對此的觀點再次大不相同。普遍來說，男性做得到所謂「性愛分離」，女性卻相對不容易。因為在性之中包含感覺，感覺也與愛難以抽離，至少跟好感有關，於是變得相當複雜。

選擇伴侶時我們的感受就是驅動力，會在身上引起像催情的作用，如果對面坐的人跟我們合不來，作用就恰好相反。很多氣味都能讓我們有戀愛的感覺，在情緒層面的影響也會在身體產生效果。我曾在某本書上讀到說，由於女人天生情感豐沛，所以沒有哪個女性不會遇到性的困擾。

藉由氣味，天然體香或是香水，我們的幻想世界得以活躍起來，有些香氣確實能放大我們的吸引力。哪款香氣會吸引到誰，或是哪款香氣特別能襯托出吸引力，這些都因人而異，這方面我們要抱持一點實驗精神。試試看以下各式各樣的配方吧！

初戀的觸感

我自己的初戀出現在青春期，記得是還在讀小學時，差不多十二、十三歲，深深地愛上我爸爸朋友的兒子。他比我大兩歲，是個可愛的少年。別擔心，什麼事都沒發生，我們不過是盡可能把握任何能相處的時間，一起度過了暑假整整兩個月。當下個假期來臨時，我們之間的情愫已淡去，便不再有相聚的興致了。不過，多年之後我的心底還存留著那個夏天的一絲回憶，我們坐在果樹下，聞著剛除草過後的氣息，一邊隨夢想馳騁。

後來我在讀商業學校時愛上了一個男孩，他則是愛上我最好的朋友，而她最好的男性朋友卻愛上了我。噢，好複雜啊！當時我已經十六歲了，而且相當沒自信，總感覺自己是隻醜小鴨：帶著一副不合適的眼鏡、留著不像樣的髮型、而且舉止相當笨拙。

內心完全不知所措！

不過還是有個人喜歡我！這令我既驚訝又感到小小得意，誰能抵擋得住持續的追求呢？因此我讓他吻了我。沒有更進一步，暫時就這樣。而初吻也跟某個氣味產生了連結。您知道初雪即將降臨時，空氣是什麼味道嗎？對我來說，這正是初吻的氣味，在市中心的一個滑雪場。還記得自己初戀的情形嗎？當我們跟自己心愛的人手牽著手散步，心裡緊張到不行。我們都需要觸摸，特別是溫柔的身體接觸。不過，純粹的撫觸並不等於性暗示。

愛撫

十六歲時的我有個模糊的意識：十八歲前不該有性行為。而我所理解的性行為，就只是性交。直到大約十六歲我都還沒見過男人的裸體，更別說陰莖了，當然那些在泳池旁光著身子跑來跑去的小男童不算。這讓我的好奇心一直慢慢增加。這時初戀小男友的角色變得重要，我們越來越常見面，有一次在散步時，我們沉溺在熱吻中，最後不知怎的躺到了草地上。當時深深烙印在腦海的觀念是「不要性交，那很危險」。因此我們做了「比較不危險」的事，愛撫。從此越來越常這麼做，也做得相當徹底。透過這個經驗，第一次探索了異性！

愛撫也是性行為的一種形式。然而若想到氣味：新鮮的精子聞起來是什麼味道？每個人的聞起來都不一樣，就像腋窩或汗水！這個氣味也會影響我們後來對待性的態度呢！

第一次

我想每個人對自己第一次的性經驗，都有相當特別的回憶吧！通常第一次的疼痛感根本沒有想像中那麼強烈。如果年輕的女孩曾有使用過衛生棉條，她的陰道冠[1]有時候已經稍微延展了，變得比較鬆弛，或是根本受損了。第一次可能會有血流出來，想想那些早年封建王朝裡發生的故事，過去女性結婚時，人們會把床單上的血漬視為處子之身的標記。

我們應該對自己忠實、做自己、無須假裝！面對愛情和伴侶關

1｜審訂註：舊稱處女膜。這是陰道口的環狀組織，並非膜狀構造，其結構受損流血與否，也和第一次性經驗無絕對相關，因此之後正名為陰道冠。

係，我可以且應該做自己。在這方面真誠無偽特別重要。一個人如果假裝，便會傳達一個訊號給對方：自己不值得真誠對待！我想，我們也不想被伴侶欺騙，對吧？雖說不要假裝，聽起來好像很簡單，不過這件事往往複雜得不得了，因為我們都想要討別人歡喜。

「不要假裝」也是床事的首要原則。不一定每次做愛我都一定會達到高潮，如果有當然很愉悅，但是也該特別學習如何表達清楚自己的想法或期待。如果一個男人有同理心，他當然會為了我們而去試著實現這些願望。有時結果棒透了，有時結果差強人意，也有時我們的心願很快便因此而消散了，不用再一直掛念著內心幻想許久的期待。因此我大可以溫和地告訴自己的伴侶，喜歡他手指觸碰我的哪些部位，喜歡用怎樣的方式被撫摸。不然的話，他要怎麼知道這些事呢？（大部分男人讀不出別人的心思！）不必羞於說這些話！

精油能幫助我們卸下顧慮，輕觸彼此。

另外，別害羞來一場自我探索：讓手指告訴妳關於女性的身體。探索自我性事和自己性器官是件相當有趣的事，要是覺得有障礙的話，那乾脆就把這事當作是科學研究吧！甚至可以拿著一面鏡子來進行。

情色就是跨越了障礙。
最誘人也最普遍的障礙就是道德。
——卡爾．克勞斯（Karl Kraus）

Erotik ist die Überwindung von Hindernissen.
Das verlockendste und populärste
Hindernis ist die Moral.

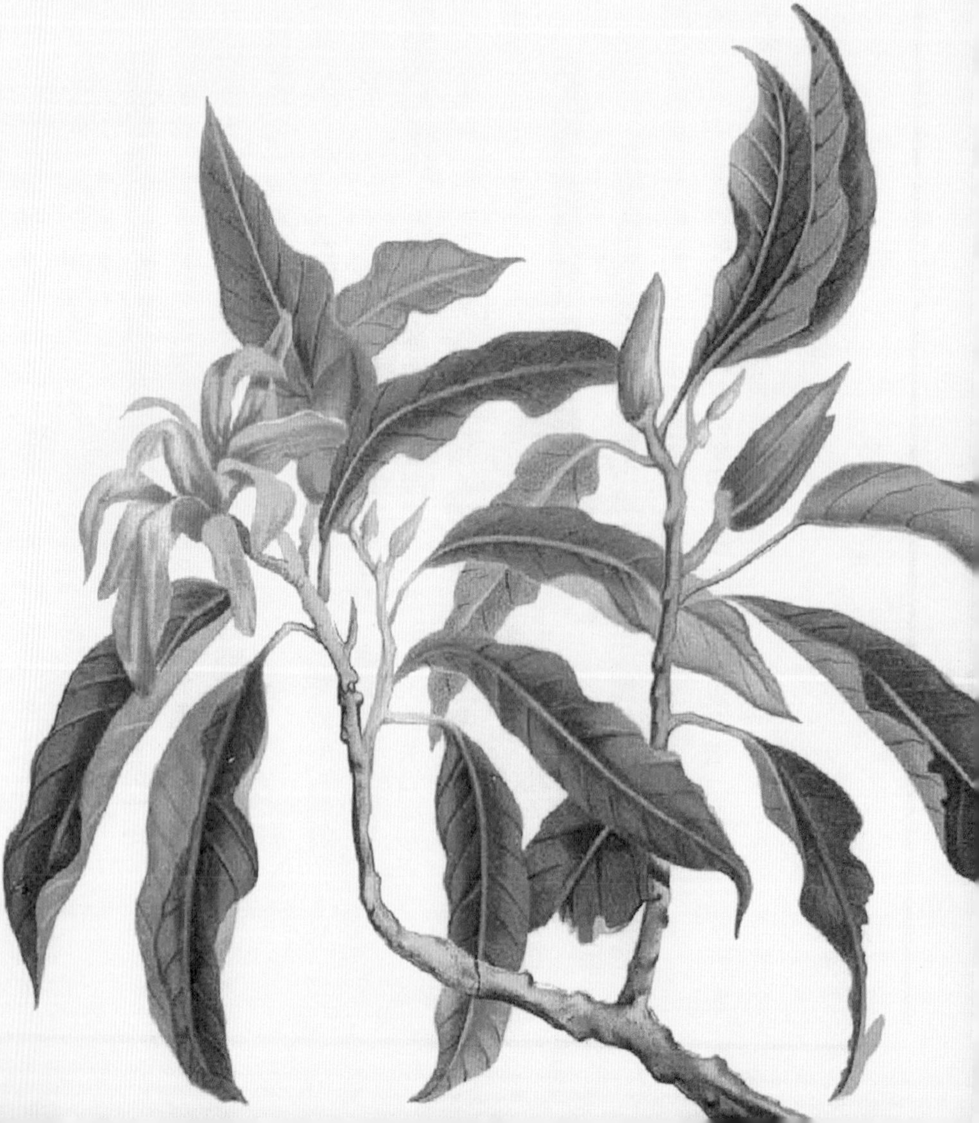

阿芙蘿黛蒂的藏寶盒

一香所含，千言難盡。古代希臘人將許多藥草和芳香植物，獻給被尊為「愛與美的女神」的阿芙蘿黛蒂。這些植物都具有陶醉人心和提升情慾的功效，因此催情植物、香水、化妝品的名稱也就由阿芙蘿黛蒂而來，它們也帶著挑起情慾的特性。

氣味和性有什麼關係呢？氣味在人際關係中經常扮演相當重要的角色！一個人的皮膚和身體所散發的氣味，會傳達出很多個人狀態。我們知道精油特別會在腦部發揮作用，也會作用在腹腦，所謂的腸神經系統。我們的感覺、思考、和記憶力都會受氣味影響。氣味分子會觸發腦內邊緣系統釋放神經化學物質，進一步對荷爾蒙產生影響。

邊緣系統操控的精神生活

性慾

同情與反感
（「我沒法聞到你的味道」）[2]

動機

情緒

記憶

創造力

調控自主神經系統
（負責維持器官正常運作）

2｜譯註：德語俗語，意思是「我討厭你」。

因此，嗅覺在我們選擇伴侶時佔了重要因素。費洛蒙主要負責這件事，它是帶著荷爾蒙性質的氣味物質，例如在男人的腋窩汗水有些氣味物質，和性荷爾蒙睪固酮相當類似，某些時候能刺激女性產生性慾，許多精油就有類似的效果，能挑動我們的慾望。

身體會在特別的汗腺裡形成獨有的「香水」，用來反映出身體的情緒、健康、或是疾病狀況，也反映當時的性態度，而且約會對象也聞得出來！體味也會隨著荷爾蒙狀態而變化，科學研究已經證實，女性在排卵期陰道分泌物和腋窩汗液的氣味，對男人而言特別誘人且性感。[3]另一篇研究則記錄雌激素對女性體味的影響：當女性的雌激素水平越高，男性聞到的氣味就越棒。

有一則關於拿破崙的故事，在打完某場戰役之後，拿破崙發送了個訊息給他的情人約瑟芬說：「別洗澡，我就來！」（這是什麼意思呢？拿破崙酷愛她的體香啊。）

還有個與氣味有關的有趣知識：月經期間鼻黏膜會明顯地鼓起來，嗅覺能力也會因此而改變。一位柏林醫生[4]把鼻黏膜稱作「鼻子的生殖器」，因為嗅覺黏膜組織展現出勃起現象，就像那陰莖和外陰的變化一樣。[5]

能確定的是，讓男人感到興奮的氣味大部分都跟女人不同。我有點心機的把那些帶著催情功效的配方都記下來，以及，如果有需要的話，女人該如何使用它。

3 | 作者註：Singh 和 Bronstad 在二〇〇一年發表的研究「女性體味是排卵的潛在暗示」。

4 | 作者註：Wilhelm Fließ

5 | 作者註：Hanns Hatt 和 Regine Dee 合著《沒人比你更好聞》，頁四十六到四十七。

小心機催情芳香浴

- 小花茉莉……1滴
- 檀香……1滴
- 依蘭……1滴
- 佛手柑……5滴

把這款配方精油混合一點牛奶和蜂蜜

乳化在溫度約 38℃的泡澡水裡

肉慾之樂擴香配方

- 黃玉蘭（Michelia champaca）……3滴
- 廣藿香……2滴
- 依蘭……1滴
- 血橙……5滴

將配方精油滴 2 滴在您的薰香燈上，能促進感性享樂氣氛。

感性時光擴香配方

- 玫瑰原精……2滴
- 銀合歡（Acacia dealbata）……2滴
- 檀香……1滴
- 血橙……4滴

一次使用 2 至 3 滴在薰香燈擴香即可。

伴侶情趣按摩油

夏威夷堅果油	50 ml
廣藿香	3 滴
檀香	3 滴
黃玉蘭	3 滴
芫荽籽	1 滴

可隨喜好再加入5滴血橙，就是一款我最愛的伴侶情趣按摩油配方。

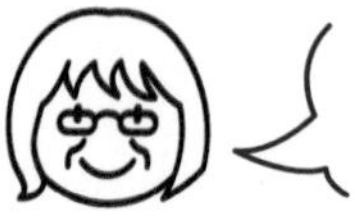

這款按摩油在妳或伴侶有高血壓的情況下也能使用，有溫和降血壓的效果。

深情的情侶按摩油

甜杏仁油	30 ml
快樂鼠尾草	3 滴
玫瑰原精	2 滴
小花茉莉	1 滴
天竺葵	1 滴
檀香	2 滴

要怎麼進行情侶按摩呢？

情侶按摩是件很簡單的事，最重要的是按摩油選擇適切，再來當然是空間的氣氛和室內溫度，如果太冷的話，大概什麼事都不會順利吧。微微昏暗的燈光、兩人都喜歡的輕音樂、也許再點個薰香燈、配上柔和性感的香氣（薰香的氣味和按摩油的氣味應該要和諧搭配）。無需按摩床，情侶按摩在床上同樣很容易進行！也許先泡個香氣澡也是不錯的點子。

還有別忘記：關掉電話！

當妳的伴侶或是妳自己舒適地躺在床上後，最好先趴著，用整個掌面以緩慢長撫的方式為背部上油。倒油在掌心時，別一次倒太多。滑撫的時候要順著背部經絡的走向，也就是從上（頸部）到下（臀部）。人體地圖上有一系列可刺激性慾的穴點，會促進血液循環、激發荷爾蒙並使性器官興奮。按壓這些穴點時記得要很短暫、很輕柔。

薦骨最下緣的高度、在脊椎左右各有一穴點能激勵睪固酮的分泌（點1）。另外，用溫暖的掌心放在薦椎上面兩節腰椎上，輕輕按壓，也同樣有刺激的效果（點2）。

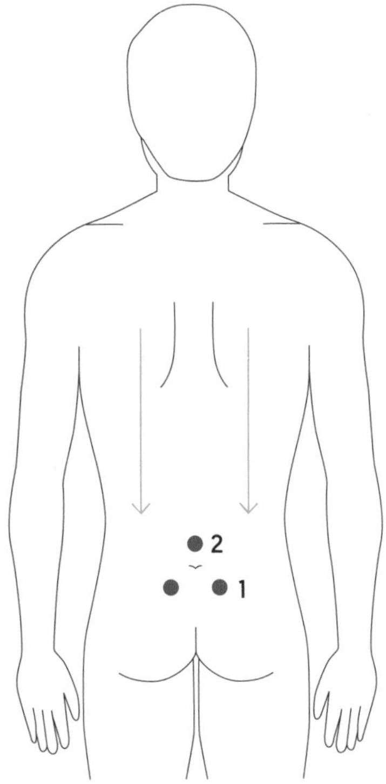

男人的背面

大約在股溝上方五公分處有一個能提升性敏感度的穴點，然後從股溝位置沿脊椎兩側向上滑撫，也就是逆著經絡的走向，越過腰區後帶上輕柔繞圈和振動的動作，這樣的方式相當具有刺激性，這個手法對男人也有效。

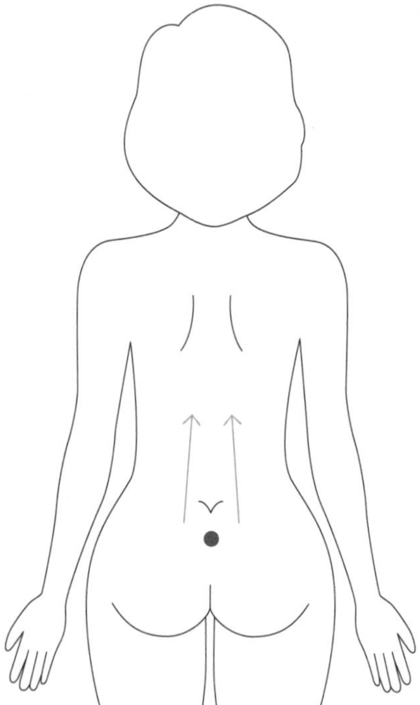

女人的背面

現在，讓伴侶翻身，我們要進行到正面了。

如果伴侶有不舉的問題，那您可以刺激關元（點1）[6]這個穴點，位於肚臍下方約八公分處。若是有早洩的狀況，會建議刺激中極（點2）[7]這個穴點，位於恥骨密合處上緣，約肚臍下方十公分處。介於肛門和陰囊約莫中間的位置還有一個穴位，這是任脈的起點會陰，能將氣向上運送，按壓這個穴點特別有反應。

6｜作者註：關元是一個指壓穴點，虛弱的時候可以按壓。

7｜作者註：中極是一個指壓穴點，一個所謂的匯聚點（募穴）。

恥骨上方大約五公分處是一個能激勵性能量和陰道的穴點。乳房當然也是可引發刺激的部位，因為乳頭四周相當敏感，按摩到那附近時一定要特別輕柔！從肚臍往上輕柔的滑撫，直到乳房之間胸骨劍突處，這個手法能帶來驚人的效果。

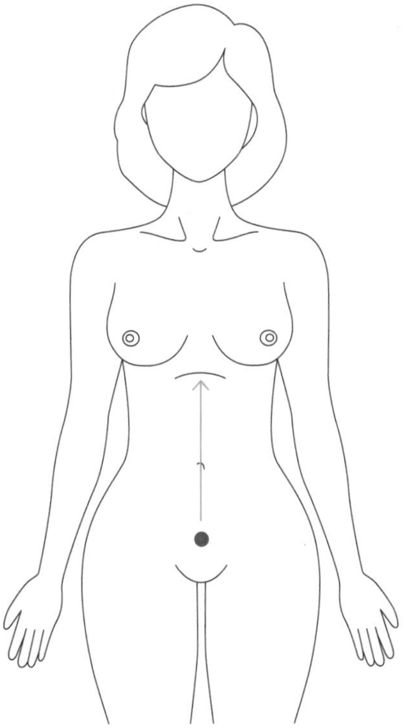

女人的正面

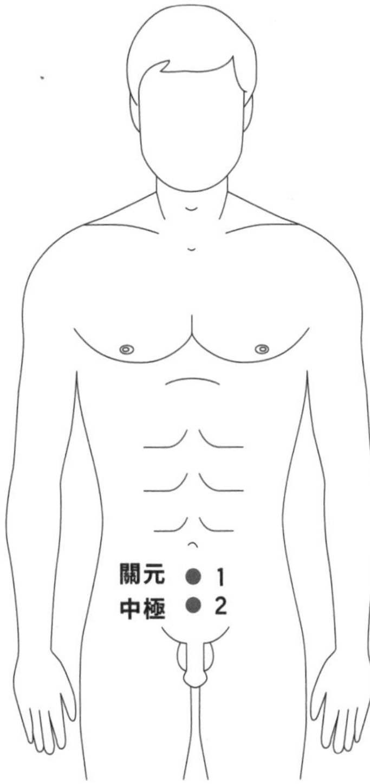

男人的正面

足部按摩是兩性都適合的按摩部位，也有引發性慾的效果。當然不該單單只有一人被腳底按摩，最好讓男女雙方都能參與到這份愉悅與享受，讓興奮度升高吧！

提供更多催情放鬆的精油選項

大西洋雪松（Cedrus atlantica）
甜羅勒（Ocimum basilicum）
暹羅安息香（Styrax tonkinensis）
佛手柑（Citrus bergamia）
小花茉莉（Jasminum sambac）
荳蔻（Elettaria cardamomum）
月桂（Laurus nobilis）
香蜂草（Melissa officinalis）
銀合歡（Acacia dealbata）
快樂鼠尾草（Salvia sclarea）
沒藥（Commiphora molmol）
甜橙（Citrus sinensis）
玫瑰草（Cymbopogon martinii）
廣藿香（Pogostemon cablin）
黑胡椒（Piper nigrum）
莎草／香附子（Cyperus scariosus）
檀香（Santalum album）
香草（Vanilla planifolia）
岩蘭草（Vetiveria zizanioides）
神聖乳香（Boswellia sacra）
肉桂（Cinnamomum zeylanicum）
檸檬（Citrus limon）

每次任選三到四種精油即可，剛開始嘗試時特別要少用一點，請遵循配方裡的精油滴數。不是每款精油都能符合喜好，一起找出那些兩人都喜歡的吧！

祝您聞香愉快！

避孕

用來避孕物件有很多，在避孕與墮胎博物館[8]裡（是的，維也納連這個也有）有好幾個用來避孕的古怪物件，也有一些過往歷史中的有趣東西。

從前的婦女是如何避孕的？西元前一五五〇年代的埃伯斯莎草紙中讀到，婦女在性交後會服下某種由甜啤酒、芹菜和油調製而成的飲料來避免受孕（請別嘗試，這肯定完全行不通！）。

當時的人們就試過用各種不同的性交體位來防止懷孕。掛護身符、唸咒語、和性交中斷法也是最常被使用的方法。使用性交中斷法時，男人會適時在射精前將陰莖抽出陰道外。遺憾的是這種方法並非總是像人們想像中那麼有效。有個作法，就是在性交後劇烈上上下下蹦跳，用這種方式把精液弄出來。還有個匪夷所思的方式，是在左腳綁上一個盛有貓肝的容器，並在身體另一個部位，繫上裝著獅子子宮的象牙容器以避免懷孕；人們也會把浸過具有阻絕功能的材料的海綿導入陰道裡，或有人嘗試使用棉球；更有用薑、石榴籽、橄欖油、蜂蜜、還有果醋和鹽水試圖改變陰道菌叢，好妨礙精子鑽入子宮。

子宮帽體內避孕器

古代人很早就使用這個方式，會在子宮帽塗上一些蜂蜜調和

8｜作者註：http://de.muvs.org，避孕與墮胎博物館，維也納。

物，然後用這個環形物來封閉外子宮頸口。

子宮帽到今日還有人在用，又稱作隔膜（Diaphragma）或陰道帽（Scheidenpessar），這裡講的是一種膠質或矽膠的拱形薄膜，緊緊連在一個包覆著相同材質的環狀物上[9]。為了能安放在正確的位置，必須先由醫師選定合適的大小，只有充分密合，才能真正提供避孕的防護效果。它不會永遠待在體內，大約在性交前兩個小時才使用，用之前先在環狀物邊緣塗上一層能有效殺精子的乳霜。性交後讓子宮帽留在體內至少六小時，過了這段時間，陰道裡就不再有充滿生命力、能完成受精過程的精子。重新使用前須用清水和肥皂徹底清洗。

男性的避孕方式：保險套

別忘記保險套，這同樣是個擁有悠久歷史的避孕方式。原始的方式是把豬膀胱和亞麻小袋作為避孕工具，不過當時首要的目的是要防止疾病傳染。接著出現了乳膠保險套，原本的樣子又厚又不靈活。到了一八三四年，輪胎製造商固特異發明了使天然橡膠硫化的技術，保險套的品質因而改善，變得更有彈性也更牢固耐用。如今保險套還有味道和顏色，只要正確且適時使用，保險套是防止傳染病非常有效率的工具。不過遺憾的，作為避孕工具它相對來說並非百分之百有用。正如卡薩諾瓦[10]所說：「保險套抵禦快感如堡壘，

9 | 譯者註：這裡作者談的是避孕用子宮帽，讀者可自行在谷歌搜尋關鍵字「Pessare Verhuetung」，便可看到此處所談的子宮帽圖片。

10 | 作者註：Giacomo Girolamo Casanova, 1725~1798,《風流歲月回憶錄》。

但抵禦危險卻如蛛網。」

安全期推算避孕法

這種方法也被稱作天主教徒的賭輪盤，因為非常不可靠。此法曾被視為唯一可接受且有用的避孕法，之所以會如此，是因為「婚姻的基本目的便是繁衍子孫」，所有的避孕措施便成了惡事。在二十世紀初期，推斷可孕期的方式還是由月經來的第一天往後推算。來自奧地利克恩騰邦的赫爾曼．克瑙斯（Hermann Knaus）和來自日本的荻野久作，兩位婦科醫師努力嘗試找出婦女可以受孕的日子。他們將之前這種計算方式整個翻轉過來，依循慣例把週期的第一天叫做開始（月經開始），並由下一次月經的開始往前推算。這兩位醫師是各自獨立發展出這套方法的，德語世界裡是由赫爾曼．克瑙斯在一九二八年構思出來。

為了進行受孕期與非受孕期的概率計算，必須記錄至少十二次的週期，才能推斷可能的排卵期。這個方法也只有在一個人的週期相當規則、並且不會劇烈起伏震盪才行得通。在此還必須考慮到，心理和生理的問題都會強烈的影響生理週期。

安全期推算法

用迄今為止最短的週期天數去推算
下次月經的第一天，往回減去18天，就是受孕期第一天。

用迄今為止最長的週期天數去推算
下次月經的第一天，往回減去11天，就是受孕期最後一天。

舉例來說
假設週期長度是26天（最短與最長同天數），
且假設未來月經的第一天會落在5月1日。
可受孕日第一天就是4月13日（往回減去18天），
可受孕日最後一天則是4月21日（往回減去11天）。
若一年內的週期長度並非都是26天，就根據上述的規則來計算。[11]
注意：精子最長可存活五天，卵子在排卵後的可受孕時間可達十二小時。

不過意外的機率永遠存在，正如我最小的兒子，就是在一個非受孕期的日子裡懷上的。當然我很開心他來到這世界！

11 ｜譯註：這裡再舉個例子以便讀者理解。先假設有位女性最短的週期為 26 天，最長為 29 天。若這次月經第一天是 1 月 1 日，那推算方式如下：可受孕期第一天就是（用最短週期推算）1 月 27 日往回推 18 天，也就是 1 月 9 日；可孕期最後一天便是（用最長週期推算）1 月 30 日往回推 11 天，也就是 1 月 19 日。

螺旋銅線子宮內避孕器（Spirale aus Kupfer）

當子宮內避孕器剛發明時，是用軟軟可彎曲的塑膠製成的，目的是防止受精卵著床。不過智利的婦科醫生齊博（Zipper）發現，少量的銅能增加讓精子喪失生殖能力的效果，因此現代的子宮內避孕器都纏著細細的銅線。

避孕藥（Antibabypille）

談到避孕，我們來想像一個場景，一對情侶正在為彼此褪去衣服，當勃起的陰莖快要碰到火熱的陰道時，耳邊響起一句話：「妳有在吃避孕藥，對吧？」這時，妳就應該緊急剎車！

當避孕藥第一次上市時，簡直是一場革命啊！翻閱歷史書頁時就會發現，人們很早就有借助服用荷爾蒙產品來達到避孕效果的概念，一九二一年奧地利茵斯布魯克曾有位生理學家發表相關的研究結果。

來到一九五〇年代的美國，避孕藥有更進一步的發展。兩位主張節育的女士：七十歲的前護士瑪格麗特．珊格（Margaret Sanger）及七十歲上下的生物學家凱瑟琳．麥可考密克（Katherine McCormick），兩位皆是女權運動者。她們推動一項針對完美避孕用品的研究，並委託哈佛大學醫學院的貴格里．品克斯（Gregory Pincus）和約翰．洛克（John Rock）研發避孕藥。

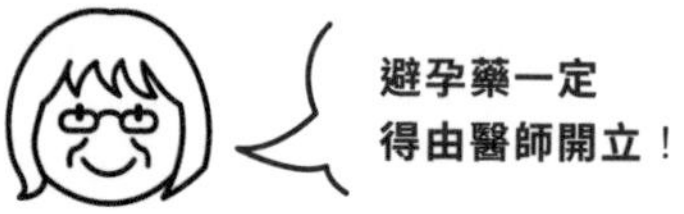

在一九六〇年這藥丸正式被核准為避孕藥前，是作為抗經期不適的製劑來販售的。沒多久，德國和奧地利的市面上也出現了第一款避孕藥。起初這款藥只開立給已婚婦女，當時婚前性行為還是個禁忌！到一九六八年上演了一場性革命後，才變得比較容易拿到避孕藥的處方。如今全世界約有八千萬女性使用避孕藥來防止懷孕。

為什麼避孕藥有用呢？幾乎所有的口服避孕藥都含有人工雌激素，合併不同的人工黃體激素。另一種避孕藥Minipille則完全不含雌激素。我們在討論月經週期的章節認識過雌激素和黃體激素，作為避孕藥的成分之一，雌激素會降低濾泡刺激素的產出，並抑制排卵的發生；避孕藥裡的黃體激素則是能阻礙受精與卵細胞著床（萬一還是有排卵的話）。

避孕藥也被用作經血過多時的治療藥物。Minipille的作用是增厚子宮頸黏膜，不過使用這類避孕藥時，須確實照時間表按時服用。要注意的是，避孕藥可能會帶來各種副作用：噁心、嘔吐、偏頭痛、胸部緊繃感、體重增加、性慾降低、甚至有可能會產生高血壓、血栓、肝功能失調。根據最新的研究，有跡象顯示長期服用避孕藥會增加罹患子宮頸癌的機率。[12]

---

12 | 作者註：Valerie Beral, Cancer Research UK Epidemiology Unit, Oxford, 2003 年。

Section 2

懷孕的身心思考練習

「我要怎麼樣才能懷孕？」時常有人提起這個問題，無法擁有孩子的遺憾顯然是這個時代的議題之一，這帶來的心理負擔經常大到讓很多伴侶關係因此破碎。

那麼，人是怎麼懷孕的呢？為了要解答這問題，我們將再次討論女性生理週期。說到底，一個週期就是一個圓，其中沒有開始也沒有結束。不過我們還是想在其中找到一個系統，因此我們把週期的開始設在月經來潮的第一天，下視丘開始分泌會激勵腦下垂體的釋放激素FSH，現在大約有二十顆濾泡會在卵巢（共有兩顆卵巢，每月只輪到一顆）中扭打競爭，看誰能在此競賽中勝出。只有一個濾泡能獲得優勢，並開始奮力發展。它會製造雌激素消融子宮頸口的黏膜，本該緊緊封閉子宮的子宮頸黏膜開始起變化。同時雌激素也會構築子宮內膜，當然是為受精卵著床做準備，卵子就是該安置在一個儘量舒適且受到保護的地方。也就是說，雌激素為生育力滿載、前仆後繼的精子大軍打開了通道。

月經開始後大約兩週會排卵，意味著來到週期的中間，在這個階段女性的性慾會增強。這時濾泡已經完全成熟爆破，卵子在有如火山噴發的過程中朝著腹腔內輸卵管的方向被拋出。但卵子不該一直待在腹腔內，這樣會迷失方向、無法受精。好在我們身體有個超棒的裝置，輸卵管繖部就罩在輸卵管的末端，能夠把卵子接住，幫卵子一把。再透過柔和海浪般的運動，卵子最後就會被推送至子宮內。這時第一批抵達的精子早就在這裡準備好伺機而動。德國著名的生物學家研究員漢斯·哈特教授在研究中發現，卵子會散發出一種類似鈴蘭（Convallaria majalis）的氣味，引發精子興奮的回應，這氣味似乎在卵子受精的過程中扮演著核心的角色。[13]當卵子前往在子宮的溫床前，所有精子都爭搶著要當第一名。不過並非每次都會有精子能夠抵達卵子所在之處並受精。很多時候精子已經沒有力氣完成這項任務了。

當卵子往子宮移動的過程中，腦下垂體便會釋放黃體激素（LH）而開啟了黃體期。這意味著週期的第二階段由此展開。之前爆裂開的濾泡現在會發展成所謂的黃體，並開始製造黃體酮，也就是黃體荷爾蒙。黃體酮會使子宮內膜增厚，同時子宮頸黏液也會變得更濃稠。運氣好的話，卵子便會受精，並安穩的被保護在子宮裡。在這段期間，黃體酮會平撫情緒的波動，連對於性交的意願也會稍微下降。

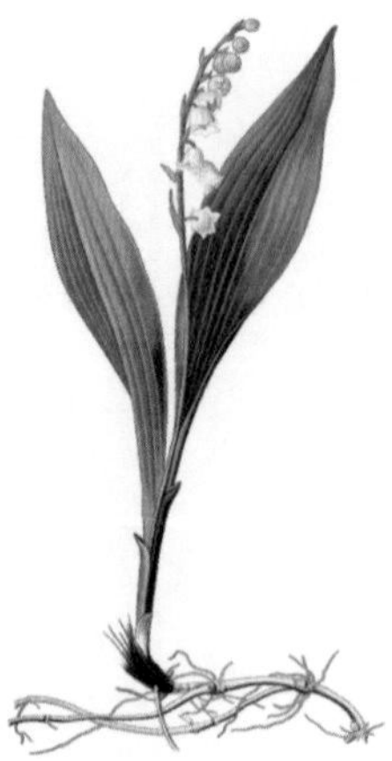

13｜作者註：「鈴蘭現象。關於嗅覺的一切事以及它怎麼決定我們的生命。」Dr. Dr. Dr. Hanns Hatt 和 Regine Dee 合著。

體溫微微提高約0.5℃，若處於懷孕初期，體溫至少在接下來兩週都會維持在升高的狀態。身體還會製造泌乳素（prolactin），這是一種會促使身體產生乳汁的荷爾蒙，它與雌激素合作，會讓乳房在週期後半感到腫脹。如果卵子沒有受精，那體溫便會在排卵約兩週後再次下降，身體也會停止製造黃體酮，它在血液中的含量便開始下降。

一位女性的可受孕狀態
取決於多重因素

整體健康狀況

年紀

心理與情緒因素

社會環境

營養攝取

想要懷上一個孩子，荷爾蒙必定要經歷劇烈折騰。也需要時間，好讓體內的小生命能慢慢成長。小到肉眼無法看見的卵細胞，需要九個月的時間才能變成一個可獨立存活的生命體。

如果一位年輕女性想懷孩子，試了無數次卻仍舊沒懷孕，那麼從自然的角度來看，儘管考量到了一切的狀況，似乎並沒有到適合懷孕的狀態。

正統醫學的角度下可受孕的條件

- 排卵發生在完美的時間
- 子宮內膜沒有問題
- 荷爾蒙數值精準符合參考值
- 伴侶在房事方面真的很不錯而且也很體貼她
- 伴侶射精的時間點沒問題

為什麼沒辦法受孕？

究竟有哪些原因讓人無法順利懷孕呢？這可能跟一些環境因素和身體壓力有關，不過心理和情緒困擾當然也會阻礙懷孕。

最常見的身體／環境負擔

- 因錯誤飲食導致營養素缺乏
- 環境毒素的負擔（例如漂白劑、食物和飲水裡的荷爾蒙…）
- 汞合金補牙填料
- 大量抽煙（尼古丁負擔）
- 飲食習慣失調
- 電磁汙染

如果無論如何就是想要個孩子，也得自問：為什麼我想要孩子？成為母親對我來說意味著什麼？雖然醫學上看不出什麼問題，而懷孕的好消息還是不容易來臨，雖然很遺憾，但大約有百分之十五的不孕個案看不出任何明確原因。我自己想要生孩子的願望是在三十歲前出現的，也就是大約四十年前。當時一個婦女要是在三十歲以後才生第一個孩子，已經算是晚的了！如今已完全不同，女性三十歲以後想要孩子，現在已經很正常，大約有百分之十的首次懷孕者甚至已經是三十五到四十歲。然而女性的生育力過了大約三十歲已經開始下降了，想懷孕也會更常遇到問題。

荷爾蒙運作紊亂

荷爾蒙也是遲遲無法懷孕的可能原因。如果經過一段長時間沒有避孕的性生活，仍舊沒有懷孕跡象，建議您一定要去看婦產科醫師。

透過檢查確定幾個可能原因

黃體激素是否製造得太少（這的確對於胚胎著床很重要，對整體孕程也是）。

輸卵管功能是否有障礙，例如因細菌感染導致輸卵管閉鎖。

子宮內膜是否異位，這可能是不孕的原因之一。

是否存在腦下垂體功能障礙，這可能會導致排卵暫停。

卵巢衰竭（稱為POF症候群，premature ovarian failure）可能是過早出現更年期症候群的原因。也稱透納氏（Turner）症候群。

體內製造了過多泌乳素（prolactin），也可能是無法懷孕的肇因之一，它會藉由某種回饋機制阻礙卵子變成熟。

體內男性荷爾蒙增多（例如睪固酮）同樣可能會使女性週期混亂。

還有多囊性卵巢症候群（PCOS），患者體內會出現大量未成熟的小濾泡（囊腫），這些濾泡會萎縮並造成女性體內男性荷爾蒙的增加。

肌瘤和息肉也會對生育力造成一定的影響。

相對來說，只要器官和生理機能還能正常的話，荷爾蒙問題通常比較容易解決。在試管中人工授精是相對容易，不過隨後要讓受精卵在子宮內膜著床卻並非總會成功。此外，實施人工受孕法也有輸卵管著床的危險。荷爾蒙療法雖能達到期望中的功效，但其中也隱含某些風險，例如血栓、囊腫、甚至還有心理問題（比如沮喪）。

不孕跟伴侶有什麼關係？

無法懷孕這件事，也常見於男性生殖能力障礙因素。大部分狀況是男性製造不出足夠健康、可正常活動的精子讓卵子受精。

造成這種情形的原因可能有哪些？

精索靜脈曲張。睪丸內血液循環會降低，溫度會漸漸升高，進一步影響精子品質。

兒童疾患流行性腮腺炎可能會導致睪丸發炎，進而影響日後精子的製造。

男性也會因著各種不同的因素而導致體內荷爾蒙含量異常，比如說睪固酮生產過少。

勃起障礙也是讓人無法以自然方式受精的原因。

阻塞的輸精管也可能會導致無法正常排出精子。

其他障礙

當然，造成不孕之憾的原因還有很多，像是放療、化療、手術、甲狀腺功能低下或是糖尿病。基因層面的原因，像女性族群的透納氏症候群或男性族群的克林那費爾特症候群，還有生殖器受傷或是畸形同樣都會造成影響。所有這些因素都能做臨床檢查，醫療協助也能改善其中一些狀況，關於這點就得去請教醫生了。

巨大心理壓力

對於已經相當清楚自己為何想要孩子，卻又遲遲沒懷孕的女性，在極端的狀況下真的會產生巨大的煎熬和心理壓力。若加上伴侶的期望可能還會大大加深這份痛苦。還記得瑪莉蓮．夢露的悲劇故事，當她最後終於懷孕時，卻成了自己焦慮下的犧牲品而離開人世（不管是她自願或非自願的，如今也沒人能知道了）。實際上，面對這種情況，以滾珠瓶或薰香燈的方式使用精油，都能帶來良好的助益，能讓人再次恢復心靈平衡。

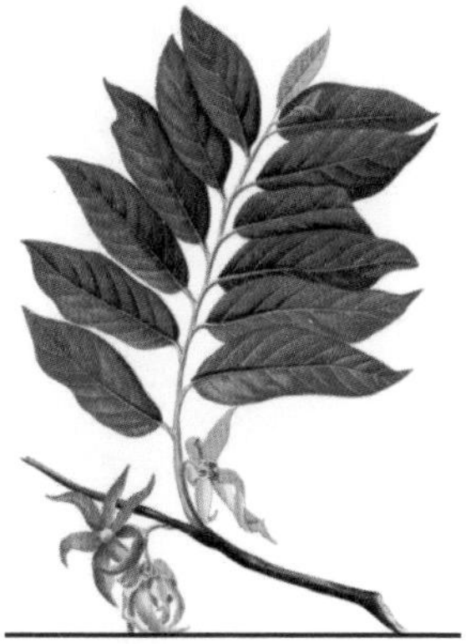

恢復心靈平衡配方

小花茉莉……5滴
蒸餾的大馬士革玫瑰……5滴
橙花……5滴
佛手柑……10滴
血橙……6滴

先將精油在棕色小瓶子裡混合成複方精油，之後會很常用到

將2到3滴加入一支10ml滾珠瓶，用荷荷芭油填滿

這配方油足以製作很多支滾珠瓶。

每天至少三到四回在手腕脈搏處塗上這油，偶爾嗅聞一下手腕。

哀傷時的擴香配方

血橙……5滴
佛手柑……3滴
依蘭……1滴
廣藿香……1滴
蒸餾的大馬士革玫瑰……2滴

混合後用三滴在薰香燈或水氧機裡

我真的想要懷孕嗎？（心理與情緒障礙）

進入到懷孕相關的心理或情緒主題時，人們常常就會自問：「我到底想不想要有孩子？」這時大腦裡的灰質部位就開始運轉起來，孩子會為生活帶來深刻的改變，我真的準備好要接受這樣的轉變了嗎？我的伴侶為此準備好了嗎？或者我其實更想要在職場發展？我對於要養育小孩是否感到焦慮？因為伴侶對這件事可能無法給予太多支持。為了懷孕，忙於計算可孕期、抓緊正確的受精時間而把自己搞得緊繃兮兮，翻雲覆雨這件事變得不再令人放鬆，無法充滿情慾與心滿意足，行房的動機只剩下想要生孩子的願望。按時間表做愛！唉，這事大概不能這樣搞吧！

我認識一些夫妻，他們在歷經無數次嘗試後，最終放棄用控制的方式來達成懷孕的想法，甚至決定要領養一個孩子。當他們放下懷孕念頭，壓力消退，也馬上就懷孕了！有時候去渡個假、把平日操煩拋諸腦後，還真能助人一把。在一個美好浪漫的場所、以全然放鬆的狀態，同樣能輕鬆愉快地懷上孩子，別忘了帶上本書裡關於伴侶按摩的各種配方。

為了更接近這個夢想，我們能做些什麼？

有許多傳統藥草，能針對婦女給予非化學性的支持協助。最著名的藥草之一是貞節樹（Vitex agnus castus）。它枝條上的果實

不過要小心，若患有子宮內膜異位，或是乳癌、子宮癌、卵巢癌，或者正在懷孕，這些都是貞節樹的禁忌症。使用貞節樹前應該先跟醫師討論。

主要用於治療經前症候群以及月經週期問題。貞節果製劑對於女性體內荷爾蒙含量具有非常好的平衡效果，特別是週期後半過短的問題，這時黃體荷爾蒙的分泌量往往不足。貞節樹主要功效也包含激勵身體製造更多多巴胺，過高的泌乳素水平便會因此而降低，同時協助卵巢生產黃體酮（黃體荷爾蒙）。這種平衡效果能幫助月經週期達到穩定，藉此提升生育力。我們也可以買到貞節樹藥錠，但不建議將貞節樹製成茶飲。

相較於貞節樹，自古聞名的藥草斗篷草（Alchemilla vulgaris）在科學上就沒有像前者那樣被好好研究過。它被推測對子宮也能發揮助益，並藉其蘊含的類黃體酮物質促進受精卵的著床。斗篷草也能以酊劑的方式服用，正如我們在Margret Madejsky的文章裡讀到的：「斗篷草能夠持久的協調體內荷爾蒙平衡，並且沒有副作用。」因此比貞節樹更好。另外，覆盆莓葉和接骨木花，還有迷迭香、北艾（Beifuß）和鼠尾草，都適合在週期前半以茶飲方式服用。

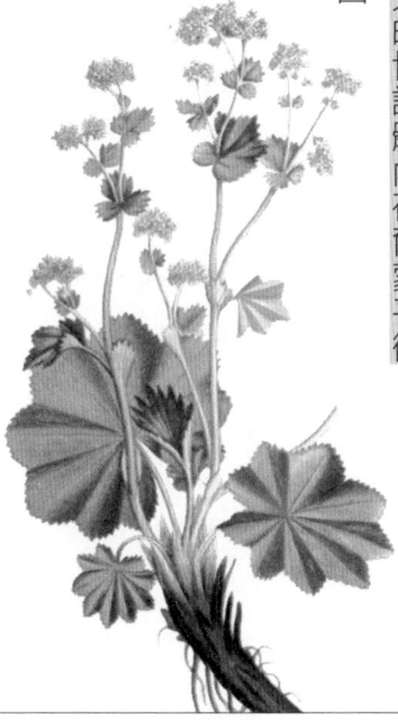

得子之願藥草茶飲

斗篷草（Alchemilla vulgaris）……20公克
覆盆莓葉（Rubus idaeus）……10公克
馬鞭草（Verbena officinalis）……20公克
接骨木花（Sambucus nigra）……10公克
迷迭香（Rosmarinus officinalis）……10公克
混合成一副配方藥草

配方藥草1茶匙
→ 用250ml熱水沖泡
→ 浸泡8分鐘後過濾飲用

這些植物性荷爾蒙能在週期前半強化您的狀態，每天飲用三杯，直到排卵。

週期後半備孕藥草飲

檸檬香桃木（Leptospermum petersonii）……10公克
西洋蓍草……20公克
斗篷草……20公克
香蜂草（Melissa officinalis）……10公克
檸檬馬鞭草（Lippia citriodora）……20公克
真正薰衣草……5公克
法國薔薇花苞（Rosa gallica）……10公克
混合成一副配方藥草

配方藥草1茶匙
→ 用250ml熱水沖泡
→ 浸泡8分鐘後過濾飲用

在週期後半主要是強化黃體酮，同樣每天三杯配方茶飲。

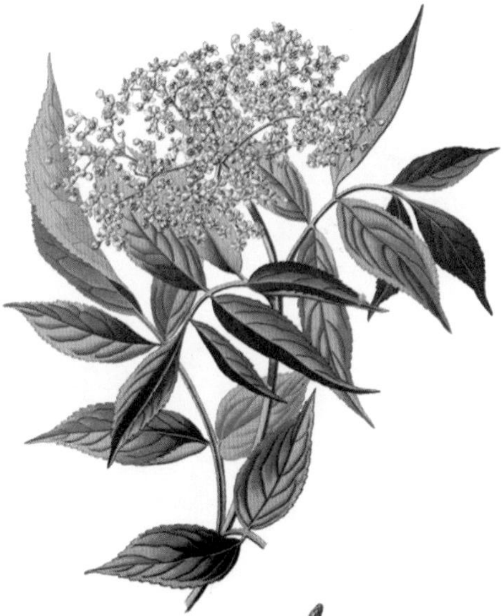

得子之願古方藥草酒

漢紅魚腥草花（Geranium robertianum）……一把

白酒……500 ml

蜂蜜……1至2茶匙

將採來的新鮮漢紅魚腥草花放入白酒中

↓

煮滾2-3分鐘後慢慢放涼

↓

過濾後隨口味加入蜂蜜，攪拌均勻裝入深色瓶子

這個古老的藥草酒配方，是從賀德嘉修女（Hildegard von Bingen）流傳下來的。每天晚上睡覺前喝一小玻璃酒杯（Stamperl）約10 ml的藥酒。

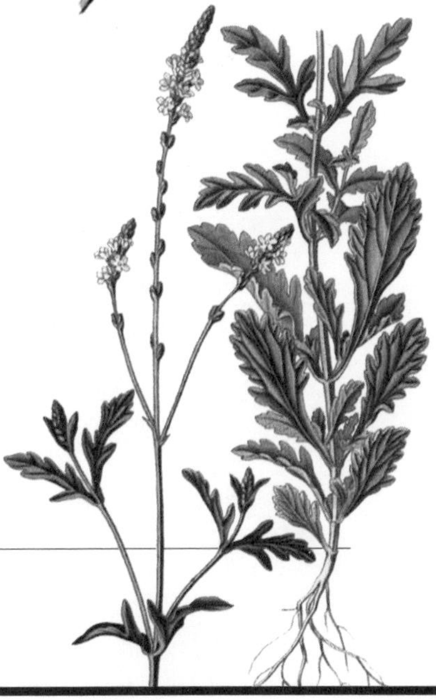

根據中醫的說法，此藥草能祛腹腔濕寒。我想，它在民俗療法裡被賦予的功效的根據就在這裡。

促進懷孕漢紅魚腥草茶

漢紅魚腥草……一湯匙
水……500 ml

將藥草和冷水煮滾後，最多浸泡十分鐘。許多古老民俗療法書籍裡都曾如此建議，通常這款茶飲配方的用途是促進懷孕。每天喝此藥草茶兩到三次，每次一杯。

人智醫學

人智醫學也詳細深入的探討婦科問題。許多小糖球和酊劑形式的順勢療方可以作為支援輔助。可到藥局諮詢相關資訊！當中有一種藥草是落地生根（Bryophyllum pinnatum），能促進卵子在子宮內著床。這是景天科植物，若提到倒吊蓮（Brutblatt）這個名字可能比較熟悉，這植物會在葉子邊緣長出芽狀物，過了一陣子便會脫落，並且就在母株旁生根。

用此植物製成的粉末或是順勢療方，能協助對抗焦慮和恐慌發作，這就是人們說的植物性鎮定劑。落地生根也有抗菌的特性，因為在懷孕期間使用不會有問題，也特別被用來處理尿道感染困擾。還有一個附帶的功效，就是能對付早產宮縮。

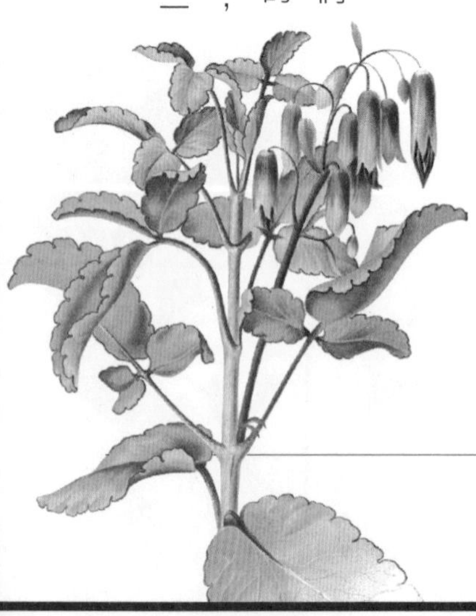

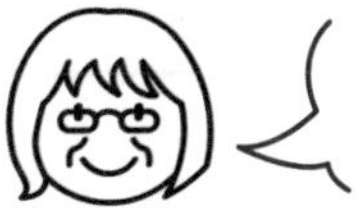

所有服用的營養素對肝臟來說都是負擔，肝臟是負責處理這些物質的地方。身體並非總能輕鬆排出過量的攝取物，因此錯誤的攝取造成的傷害比帶來的好處還大。肝臟熱敷（Leberwickel）能帶來正面的支持，可在書中找到製作指引。

營養

營養在懷孕上當然也有影響！假如願意的話，可諮詢營養師，找出對您個人健康有益處的超級食物（Power Food）清單，並給您寶貴的實用建議。身體普遍存在的酸化問題，用鹼性飲食和泡鹼鹽浴來調整自己，當然對身體健康很有益處。陰道環境從一開始就已經是酸性，如果血液中的酸鹼值偏酸，陰道環境就比平常更酸。這會讓精子的生存從一開始就更困難。

人們發現，微量營養素對身體健康也能產生正面影響。我們可藉由攝取特定的營養補充品（鋅、硒、葉酸、鐵、維生素）來平衡身體的微量元素缺乏症，夫妻二人都該這麼做。科學家發現，維生素A特別參與精子的製造，也是後續胚胎發展的一個重要因子。在蔬菜、藥草、植物油還有藻類裡，都能找到許多必要的營養素。無論如何都應該尋求專業營養建議，不可胡亂服用營養補充劑，藥局一定也能提供協助。

運用替代療法

還有很多替代療法能夠針對懷孕問題提供可能的協助。有指壓、針灸、經絡按摩、整骨、及激勵荷爾蒙按摩，這些操作全部都屬於專業治療的領域。

至於自己還能做些什麼呢？我們可以溫柔地按摩自己的腹部，主要是下腹區，最適合的油有甜杏仁油、葡萄籽油。可以激勵血液循環並改善子宮和卵巢的整體養分供應，溫和提升它們的運作效能，子宮內膜也能得到很好的照顧。

我認為最重要的事：盡可能多放鬆自己，從日常壓力中得到暫緩的休息，最好是跟伴侶一起放鬆。這種健康的休息時間不只能促進彼此的關係，還能幫助您實現得子的心願呢！

愛就是在美之中渴望生育，對於靈魂和身體都是這樣。

——柏拉圖（Platon）

Liebe ist das Verlangen nach Zeugung im Schönen, sowohl in Bezug auf die Seele wie auf den Körper.

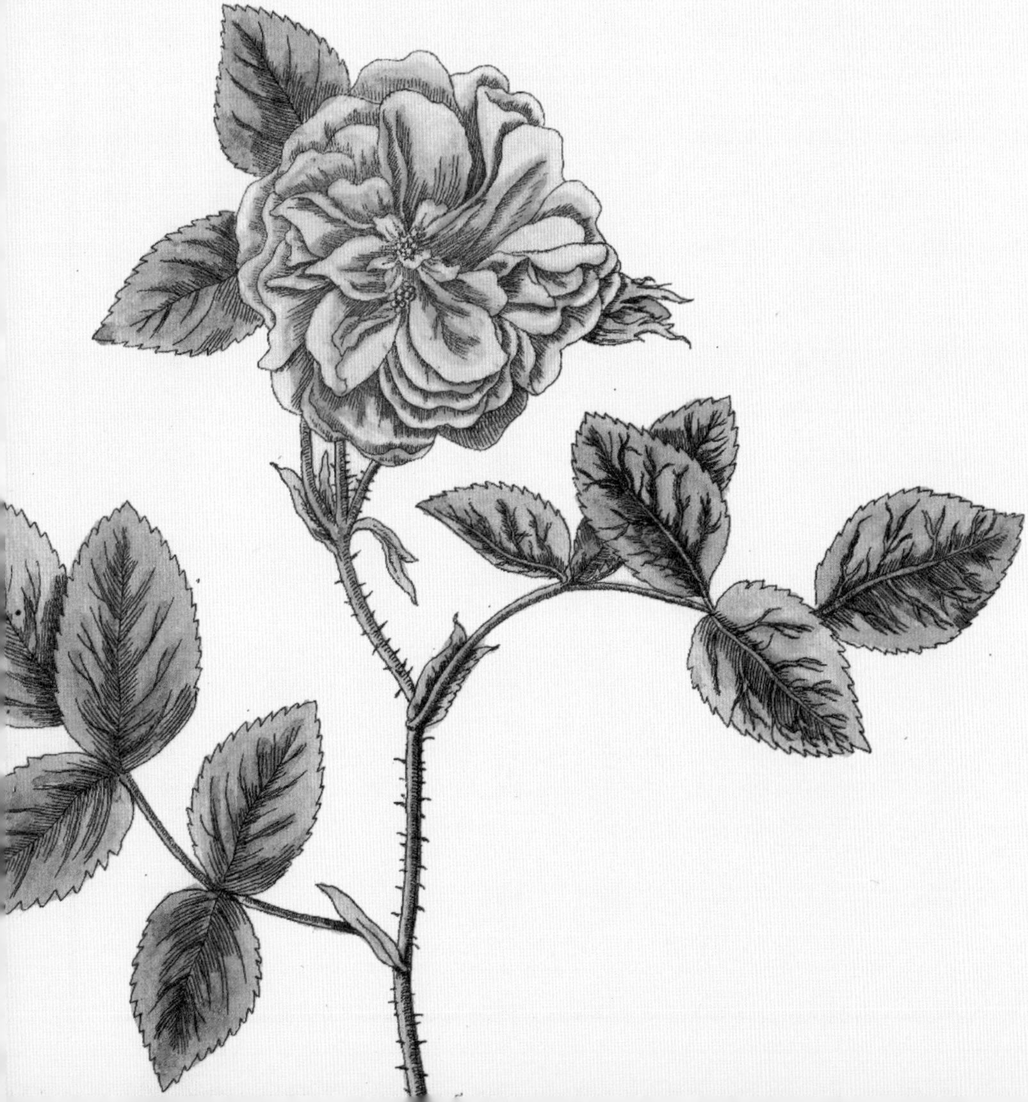

懷胎的過程中發生什麼事？

兩個生殖細胞會在此過程中互相融合，也就是男性的精子與女性的卵子交融相連。

此前會有成千上百萬個具有生育力的精子，在性交時穿過陰道，鑽進子宮頸並進入子宮。精子擁有一條長長的尾巴，用來往前移動。精子會受到卵子的鈴蘭氣味吸引，進而找到通往卵子的路徑。當中有許多精子會在遠遠未見到最終目標，就死在走向那應許之地的路上。子宮頸黏膜也會殺掉一些精子，而精子只有在長途遊走的過程中才會有生殖力。通常，在眾多男性生殖細胞中只有一個能跑贏這場競賽，並贏得卵子的青睞、鑽入卵子。一旦這種情況發生，女性卵子會排出一種分泌物，這種阻擋排斥的動作是要宣示說：已經有一位抵達目的地，其他的精子該退出了，沒有誰能再進來！

基本上，精子有能力在子宮裡存活達四天之久。如果排卵發生在性交前的二十四小時以內，那就很有可能會受精。如果有受孕能力的卵子在輸卵管中，也能受精並著床，這會導致子宮外孕的情況發生。若排卵發生在性交後的四天以內，那麼還是有受精的可能性。

卵子的發育過程

當卵子受精了，一天後就會開始細胞分裂。我們把已受精的卵子稱為受精卵。所有的遺傳訊息和基因密碼都會從母細胞轉移到子細胞上：一個全新的人出現了！這位新人類擁有四十六條染色體，其中二十三條出自母親、另外二十三條來自父親。染色體彼此融合，形成一組獨一無二的DNA！

受精後第四天，子宮內膜開始增厚，好讓受精卵能舒適地著床。

第七天，受精卵在子宮裡著床，並發送訊息給母體的免疫系統，要後者不要攻擊或排斥它。

第十八天，腦部和心臟的結構出現，肺部和腸道已具雛型。心臟已經開始跳動。

如果受精卵已經在子宮內著床，胎盤就會開始製造β人類絨毛膜促性腺激素（Beta-hCG），這原本是由絨毛外層的「融合滋養層細胞」（syncytiotrophoblast）分泌的，作用是增強人體所需的雌激素和黃體酮的生產，能維護孕程穩定。

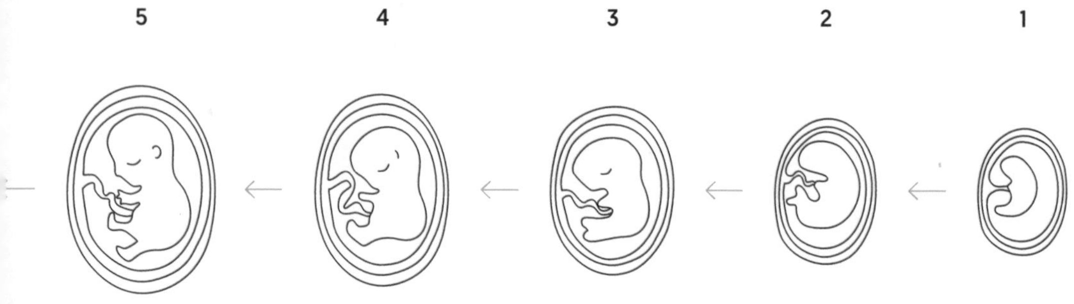

孕期第四週，小生命已經比原先受精卵大上一萬倍，心臟將血液打入血管裡，胎兒的血液循環與母親是分開的，胎盤會為此建立一個柵欄，營養和氧氣能通過柵欄。如今已可見到脊椎、手臂、腿部、眼睛和耳朵。

孕期第七週，胚胎的肝臟開始製造血球細胞；腦部開始自行控制肌肉活動與器官運作。松果體成型，牙齒結構出現；眼皮會蓋住眼睛，好能保護敏感的虹膜。

第八週，胎兒已完全成型。從此只須讓器官成熟，這時心臟已經跳動了五週！軟骨轉化成骨細胞；身體已經可以製造消化液，腎臟也開始運作。

孕期第八至第十二週，孕婦血液裡的β人類絨毛膜促性腺激素濃度達到最高。之後胎盤成熟到可以自行製造雌激素和黃體酮，血液裡的β人類絨毛膜促性腺激素含量會因此降低。

接下來的六個月，小人兒會持續成長，會感覺到他的母親，也能聽到環境裡的聲響。如今氧氣、養分的供應、還有愛、以及美好的思想都會影響、烙印他的存在。正常的孕期會持續四十週。懷孕不是生病！這是一個完全自然的過程，應該要成為一個女人生命裡的美妙時光！

如今我們能知道，從懷孕到生產之間身體大概會發生什麼事。

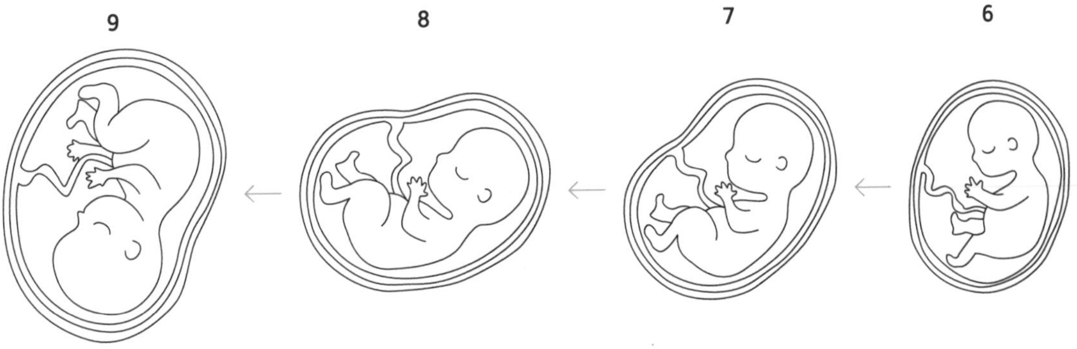

計算預產期

最後一次月經的第一天日期，先加七天後，再扣掉三個月份，如此便能得到表定預產期。不過這個日期往往只是參考值而已，只有一小部分的孩子真的在表定預產期這天誕生到世界上。

懷孕期間的精油與藥草

胎兒發展正常，照超音波時胎膜裡的一切都清清楚楚。

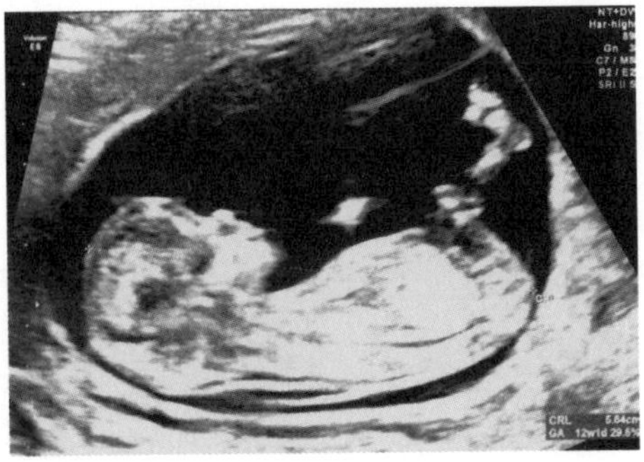

對於每一位即將做母親的人，懷孕以及接下來的生產是一段變動的時期。感受力會劇烈轉換，身體也會出現巨大變化。伴隨著體內荷爾蒙轉變，日常生活習慣的變化，對孕婦的身體和心理都造成極大的挑戰。正因為許多藥品在懷孕期不能用或是在使用上有限制，孕婦常常會猶豫是否要求助於藥物。然而，在大自然裡我們發現了種類豐富、而且對於孕婦極為友善又有用的植物。芳香療法和植物療法在此時恰好能發揮所長，這些療癒配方全都是用天然植材所製成的。

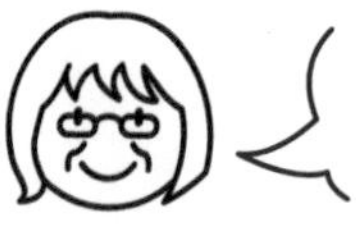

不管如何，有個重點是不變的，所有催經的精油特別在懷孕的前三分之一時期都要避免用在身上，在懷孕期間不該促進經血排出！
我在附錄裡將這些精油特別標示出來。

文獻裡談到懷孕期可用的精油時常常會給出相當不同的指引，讓一般使用者難以理解。

有催經作用的精油不可用於那些已經出現孕期問題、甚至有流產經驗的婦女。對那些健康狀況不穩的孕婦也是如此。胚胎在它存在的前三、四個月特別敏感，因為這段時期正好是神經系統、所有的器官以及四肢成形的時候。小生命對於侵入物和干擾物的反應極為敏銳。過了這段時期後，有些原本要嚴格避用的精油就可以使用了。不過，還是會建議您去尋求助產士或婦產科醫生的專業意見。

懷孕有哪些徵兆呢？

- 胸部緊繃
- 頻尿
- 晨間孕吐
- 疲倦
- 身體腫脹感
- 神經質
- 討厭某些食物
- 特殊的飲食偏好

孕吐

孕婦幾乎都會強烈表現出她們的嗅覺喜好，好躲避所有刺鼻和反感的氣味。常常有些孕婦甚至對某些特定的氣味感到不適。在給孕婦使用精油時請務必要考慮到這種自我保護本能，因此我們應該只使用孕婦可以接受的精油。特別在懷孕前期會反覆出現噁心和嘔

這時候柑橘類精油特別能提供協助！還有歐白芷根（Angelica archangelica）**和薑**（Zingiber officinale）**，某些情況也可以嗅聞薄荷、芫荽籽**（Coriandrum sativum）**、荳蔻**（Elettaria cardamomum）**和橙花**（Citrus aurantium flos）。

吐的情況，血壓常常也會容易降低，這背後主要的原因再次歸於荷爾蒙水平的改變。懷孕時升高的β人類絨毛膜促性腺激素就是引發害喜現象的主因，常見發生在早晨空腹時。

大部分的孕吐在孕期第十二至十六週之間會自行改善，十六週後會完全消失。若噁心現象平均一天出現超過五次，會稱為嚴重孕吐，這時不但會導致體重下降和血液循環不良，也會發生電解質失調和乾燥症（口乾舌燥），還有尿酮。有些婦女孕吐的情況會嚴重到身體完全無法留住水分。遇到這種情況就不可避免的要住院接受治療。壓力、由飢餓導致的低血糖和疲倦都會增加害喜的強度。也有可能是甲狀腺功能異常所導致。

舒緩孕吐擴香配方

- 檸檬……4滴
- 葡萄柚……8滴
- 佛手柑……4滴
- 薑……2滴

混合成複方精油後，使用3到4滴在薰香燈上、水氧機裡，或是滴1滴在手帕上。

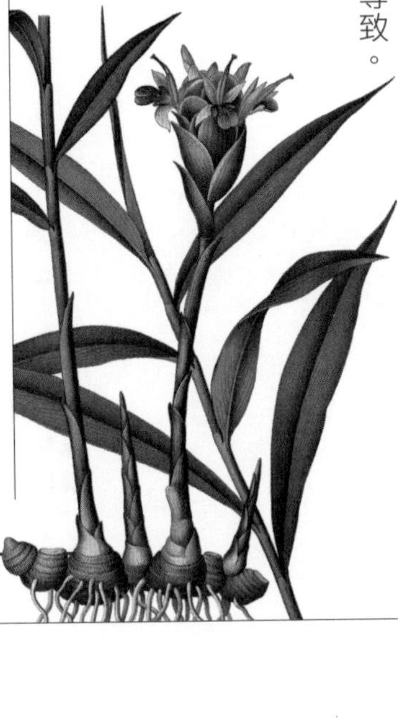

在懷孕期前三個月，運用植物製劑和精油都要格外小心，因為這時候的肧胎敏感度很高。

一抹清涼孕吐擴香配方

橙花……3滴
荳蔻……1滴
葡萄柚……6滴

混合成複方精油後，使用3到4滴在薰香燈上、水氧機裡，或是滴1滴在手帕上。

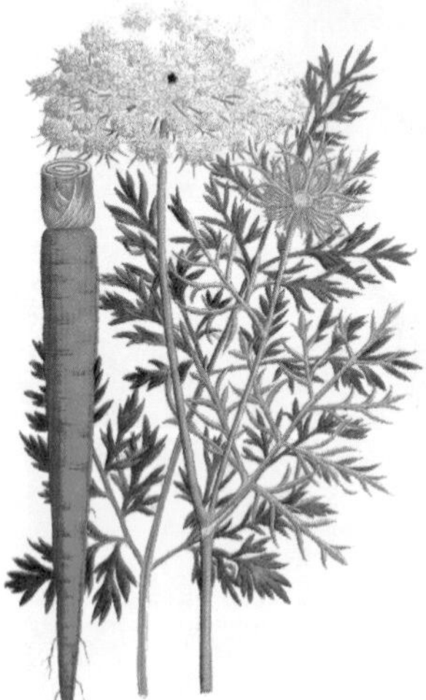

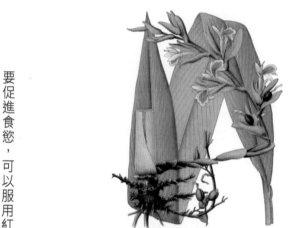

要促進食慾，可以服用紅蘿蔔湯加上新鮮現磨的薑。傳統中醫認為薑是懷孕期對抗孕吐的好食材。

孕期焦慮

這個新的生命階段某種程度上也是一場冒險，而冒險肯定離不開各種焦慮擔憂！

擔心會流產（特別是有經歷過流產）

擔心會早產

擔心孩子出生時有畸形

擔心自己不能應對這個新處境

還有其他更多擔憂，整個表單可以無限延長，而且因為現代醫學煽動的更加不安，只要想到那麼多種檢查和結果數據，孩子太小啦、孩子太大啦、超音波還有各種檢查，女人真為胎兒擔了不少心！

可以用精油為焦慮擔憂的孕婦做點事，前提是要注意到懷孕的期程和考慮到她對氣味的偏好和排斥感。比方說，適合用來克服憂慮心情的的精油是佛手柑（Citrus bergamia），血橙（Citrus sinensis’Moro’）也能在此發揮良好效果。

舒緩全類型焦慮配方[14]

- 甜橙……10滴
- 真正薰衣草……2滴
- 檀香……2滴
- 依蘭……1滴

混合後加入3滴在薰香燈擴香；或在10ml荷荷芭油加入2滴作成滾珠瓶隨時使用；在100ml噴霧瓶中加5ml穀物烈酒（Korn），滴入15滴後以蒸餾水填滿即可製成芳香噴霧。

孕期焦慮放輕鬆滾珠瓶

- 大馬士革玫瑰（10%已稀釋於荷荷芭油）……2滴
- 暹羅安息香……2滴
- 銀合歡……3滴
- 荷荷芭油……10ml

全部混合在滾珠瓶，需要時使用。

注意：孕期十二週以後使用

妊娠紋

腹部和大腿部位的皮膚容易會因延展拉長而出現妊娠紋，有些人說：「之後就會不見了」，另一些人說：「終其一生都會留著」。很遺憾，後面那群人說對了！長妊娠紋時，我們的皮膚發生什麼事？要回答這個問題，我們應該簡短了解一下皮膚的結構。

14 | 審訂註：每位孕婦的氣味喜好不同，務必依個人喜好調整。

表皮裡面包含五層，由上到下分別是：

角質層

由已經角質化的細胞所組成，是真正的皮膚表面，在角質層上面還有皮膚的酸性保護膜。

透明層[15]

這層的細胞有著非常小的細胞核。

顆粒層

這層的組成顆粒能讓塗在皮膚表面的含油物質和霜順利進入皮膚。

有棘層

患皮膚病時，這層可能會有水分堆積的現象。例如說當人曬傷了，此處就會起水泡。

基底層

這是與真皮層的分界，產生新細胞的地方。

皮膚由三層所組成

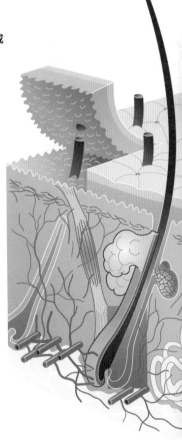

表皮層

（Epidermis）

真皮層

（Cutis／Corion）

皮下組織

（Subcutis）

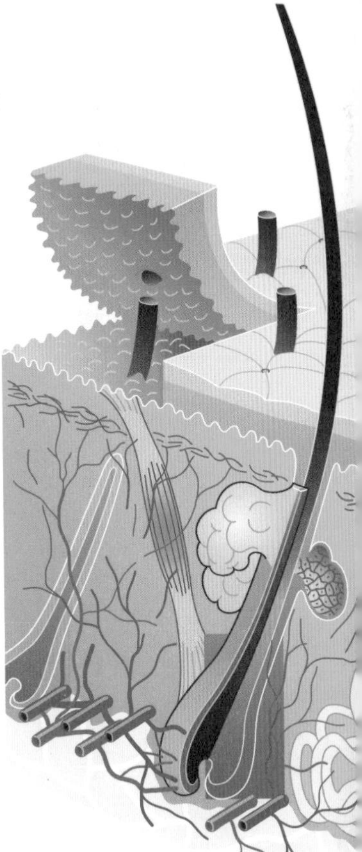

15｜審訂註：透明層存在於手掌和腳掌。

表皮裡沒有血管！割到手流血時，就是已經切穿上皮層而達到真皮層了。

真皮靠著大量乳突狀組織與表皮形成分界，這層組織稱為乳頭層，裡面有許多運送血液的小血管。這裡也是我們感覺細胞所在的位置。首先，真皮層是由交織成緊密如纖維氈的膠原纖維所組成，膠原纖維排列的樣子就像是波浪形捲髮，伴隨著彈性纖維，可拉長到本身長度的兩倍半。

妊娠紋如何出現？正是在過於強力的拉扯壓力下，真皮層內的纖維網絡可能會撕裂，而後出現疤痕。起初疤痕是棕紅色的，過幾年將變成銀白色。令人遺憾的是，這些被撕裂的纖維永遠無法再復原！到此我們找到兇手了。也就是說，真皮層是一個由彈性纖維與膠原纖維構成的厚厚網絡，這賦予了皮膚抗撕裂以及變形後復原的能力。（動物的真皮層透過與植物浸泡，植物中的單寧酸與膠原成分結合，植鞣成皮革）。

真皮層裡會看到血管和淋巴管，此外還有神經、免疫細胞和多種皮膚腺體、毛根和梅斯納觸覺小體。通常這紛雜的纖維網路裡也會被嵌入一些肌肉纖維。

皮下組織位於真皮層之下，由鬆散的結締組織纖維束組成，在纖維束之間有許多脂肪細胞。這些脂肪細胞內含大小不同的油滴（取決於身體營養狀況），作用是儲存能量以及隔絕外界溫度。皮下層可能會發生水腫和體液堆積的現象。

再回到妊娠紋的主題：我們無法讓它回復原狀，能做的是盡力阻絕傷害發生，這就意味著必須使用預防的方式，而預防就是在事情太遲以前做點事！有什麼幫得上忙呢？最主要是正確的皮膚保養，這能避免妊娠紋出現。當然還有健康的營養攝取，少抽菸甚至不抽菸，儘量少喝酒甚至不喝酒。或許妳會覺得這樣人生是否太無聊？但這件事關乎胎兒寶寶的健康，當然還有腹部和大腿的美觀，還是很值得。

孕期頭三個月的皮膚保養

我通常會建議準媽媽們，在這段小生命正開始成形的期間裡，保養腹部可能少用精油，可以用甜杏仁油、杏桃核仁油或夏威夷堅果油，不須添加更多東西，進行溫和保養已經被證實有其效果了。

孕期剩餘期間的皮膚保養

這時候可以使用精油來加強配方了，大家都很喜歡用玫瑰和茉莉[16]配上一款優質植物油。用腹部保養芳香油露也是不錯的點子喔，自行製作真的非常容易。

16｜審訂註：依審訂團經驗，茉莉請於懷孕後期再開始使用

腹部保養芳香油露

任選植物油……60 ml
蒸餾的大馬士革玫瑰……5 滴
小花茉莉[17]……2 滴
葡萄柚／甜橙……6 滴
佛手柑……2 滴
玫瑰純露……40 ml

將精油與植物油充分混合後再注入玫瑰純露，可再添加有機防腐劑後倒入乳液瓶中。每天用來溫柔地塗抹腹部。

懷孕時的背痛問題

在懷孕時期出現背部疼痛並不少見，千百年前就為人熟知，希波克拉底和其他很多人都曾在著作中討論過。一九六〇年代人們才知道要區別骨盆疼痛和腰區疼痛。骨盆疼痛介於骨盆嵴後方和股溝之間，而腰區疼痛是腰椎上或腰椎周圍。據估計有百分之五十的孕婦在懷孕時期或生產時患有下背區疼痛之苦。推測會造成這種疼痛，除了身體力學因素之外，還有荷爾蒙因素的可能。

特別在懷孕後期，由於脊椎承受異於往常的負擔，因而引發背部疼痛，疼痛也會因著這時期錯誤的姿勢而來。加上身體為了準備生產，藉黃體酮將關節變得鬆弛，給整個骨盆區的肌肉和韌帶帶來極大的負荷。挺著又大又重的肚子，孕婦們的身體很容易會採取一種錯誤的姿勢：肚子往前拉伸，因而形成了脊柱前凸的情形，而脊柱前凸又會進一步造成背部肌肉過度疲勞。背部疼痛就產生了。我

17 | 審訂註：依審訂團經驗，茉莉請於懷孕後期再開始使用。

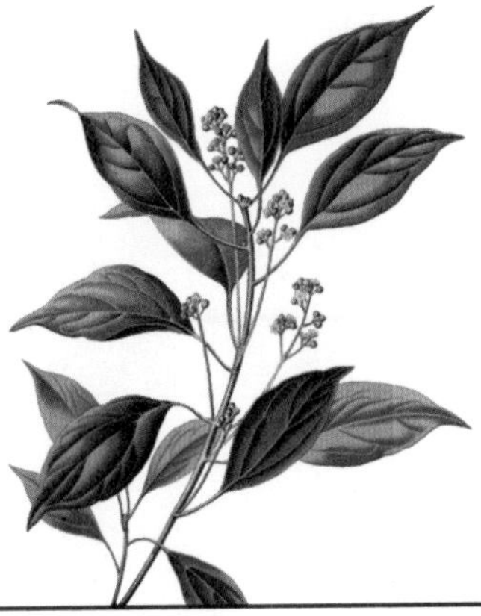

們能做什麼來緩解背部疼痛呢？

油敷（Ölwickel）

一塊暖暖的油敷巾，就能給予身體很好的協助，記得別弄得太燙！不過一天最多只能進行一次油敷。溫暖的油敷巾會散發柔和的溫度，激勵疼痛部位的血液循環。藉著敷巾的熱度，精油會更容易進入皮膚，並能局部放鬆肌肉。這對孕婦也有徹底放鬆的效果。

下背疼痛舒緩油敷巾

- 甜杏仁油……20 ml
- 芳樟葉（Cinnamomum camphora ct.linalool）……4滴
- 真正薰衣草……1滴
- 甜橙……6滴
- 小毛巾……1條
- 大毛巾……1條
- 小塑膠袋……1個
- 加了熱水的暖水袋……1個

將混合好的配方油倒一半在小毛巾上
↓
將小毛巾塞入塑膠袋中
↓
將暖水袋放在上面十分鐘，這樣毛巾通常就夠暖了
↓
將毛巾從塑膠袋中取出，敷在疼痛的部位
↓
用大毛巾固定它的位置

為了讓油敷巾發揮良好效果，最好躺在沙發上一個小時，並蓋上被子。

背部按摩

背痛的時候也可以用上述配方小心地塗抹疼痛處，這種柔和的按摩可由伴侶來進行。進行按摩時應當小心，不要塗抹到太下方靠近屁股的位置，若在薦髂關節處施以強力的按摩，有可能會導致預期之外的子宮宮縮。

孕期背痛舒緩按摩油

甜杏仁油	20 ml
真正薰衣草	1 滴
歐洲冷杉	2 滴
芳樟葉	2 滴
血橙	4 滴

均勻混合後使用。

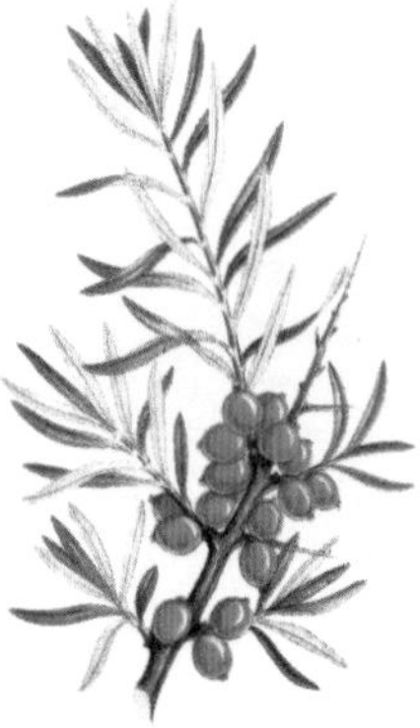

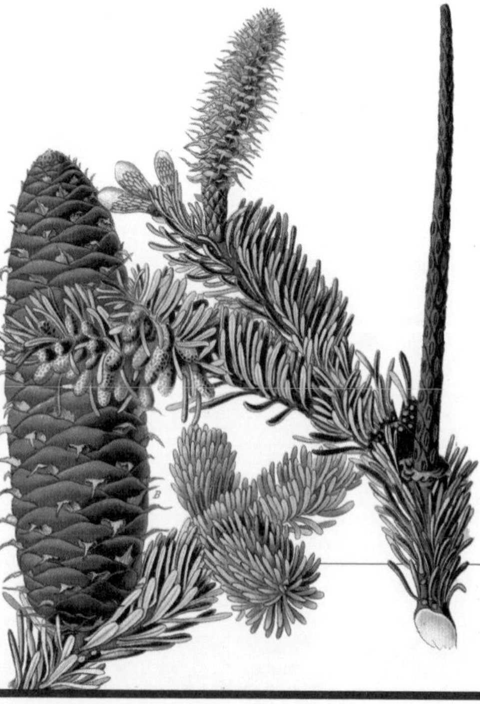

懷孕時的陰道菌叢

先前談過陰道菌叢能保護陰道免於感染，而懷孕時的體內荷爾蒙結構改變，菌叢的組成也會因此受到干擾。這時如果受到細菌感染，狀況通常很棘手，可能會增加羊膜早期破裂或是早產宮縮的風險。陰道菌叢應該要處於酸性環境。順便一提，可在藥局買到酸鹼測試棒自行檢測。像前文裡提到，陰道酸鹼值應該位在四點五以下。若酸鹼數值提高了，那就有可能是細菌性陰道病（bakterielle Vaginose），也就是加德納菌（Gardnerellen）或是其他細菌性疾病。通常這種病會投以抗生素治療，不過這方式無法用在孕婦身上。

懷孕時也可使用乳酸菌（Döderlein）作為輔助，使用藥草茶沖洗劑也是種不錯的替代方案，也可以使用在談論陰道菌叢的章節裡提到的推薦藥草。為了要減低陰道念珠菌感染的風險，應該要盡可能少攝取糖分。而且請儘量穿棉質內褲，這點很重要。用五毫升甜杏仁油和五到六滴沙棘果油調和成的配方油塗抹陰道入口可能也有幫助。

貧血

貧血是體內紅血球缺乏，紅血球的重要任務是收集肺部的氧氣，並在身體不同組織釋放氧氣。細胞需要氧氣才能獲得能量，產生能量的過程中也產生二氧化碳，會由紅血球帶回肺臟，經由呼吸道排出體外。懷孕時常常會發生血液中鐵質含量降低的情況，這時血液能攜帶的氧氣量也會減少。只需要找婦產科醫師做簡單的驗血就可以檢查出來。

血液為什麼需要鐵質？

身體無法自行製造鐵質，必須從飲食當中獲取。當食糜通過小腸時鐵質會被溶出，再經由血液循環進入脊髓，在那裡協助製造血球。血紅素會運送血液中的氧氣，才能確保我們身體的氧氣供應順暢，這就是紅血球內含鐵的部分。懷孕期的鐵質需求是個重要的議題，它會大幅升高到每天需要大約十八至二十七毫克。鐵質對於胎兒的成長和腦部發展有重要的影響。

平常從飲食中攝取的鐵質往往太少了，雖然說身體能夠儲存鐵，但對大部分的女性來說還是不足，就連未懷孕的女性血液內的鐵質含量還是遠遠太少。加上懷孕時期，子宮需要有持續不斷的血液供應，因此身體必須製造更多的血來達到最佳的氧氣供給。正因為如此，為身體提供更多的鐵質此時非常重要。鐵質的攝取在孕期的第八到二十二週之間特別重要，為的是在孕期最後三個月不會導致急性缺鐵。

鐵質供給過低意味著未來會失眠、疲累、神經緊張、頭痛、皮膚出問題、指甲脆弱，偶爾還會出現舌頭發炎。罹患感染症的機會也會增加。這時候胎盤的氧氣供給通常都是不足的，無法按照時程持續發展下去。這會影響到胚胎的發育，特別是腦部發展。貧血還可能會導致流產或早產。為了避免這種情況，孕婦的營養攝取應該要做相應的調整。

notes

營養小訣竅

運用藥草來幫助改善鐵質缺乏，例如使用蕁麻（做成湯、蔬菜、脆片）蕁麻種子、覆盆莓葉茶、西洋蒲公英葉等。富含鐵質的食物有蛋、魚、瘦的紅肉、肝、莢果（如豌豆、菜豆）、堅果、小米、燕麥片、杏桃乾、紅色果汁、綠花椰、甜菜根等。

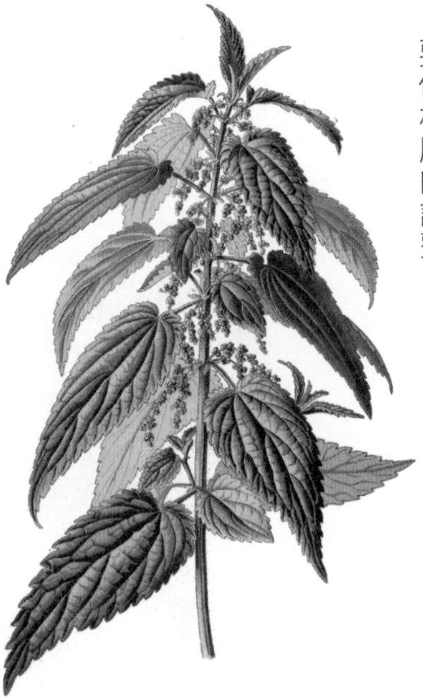

抗缺鐵藥草茶飲

覆盆莓葉……1份
黑莓葉（Rubus fructicosus）……1份
蕁麻（Urtica dioica）……2份
玫瑰果（Rosa canina）……2份
混合成一副配方藥草

配方藥草 1 湯匙
↓
用 250ml 熱水沖泡
↓
浸泡 10 分鐘
過濾後趁熱喝

每日飲用三杯。若在懷孕的頭三個月就想要預先補鐵，那配方成分可換掉覆盆莓葉及黑莓葉，用一份的西洋蒲公英葉替代。

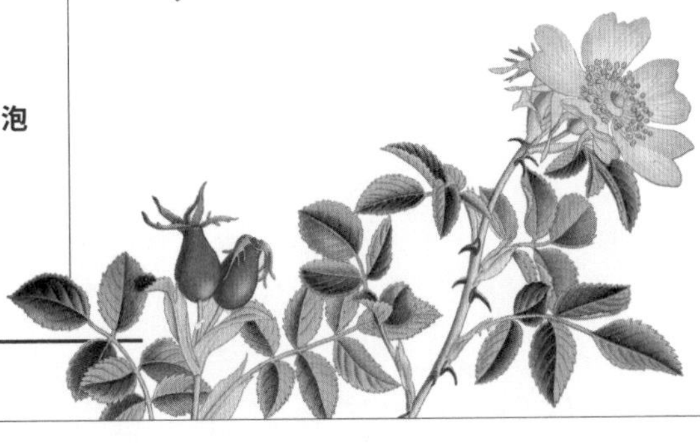

每個沒有笑容的日子都是虛度的一天。

——查理・卓別林（Charlie Chaplin）

Jeder Tag, an dem du nicht lächelst,
ist ein verlorener Tag.

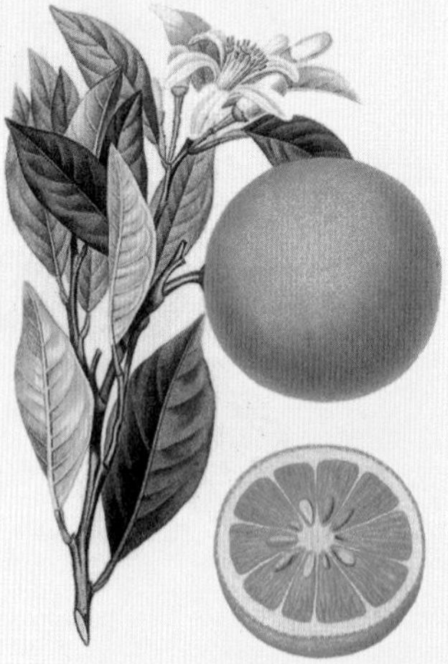

腹部翻模

用自己懷孕的大肚子做出一個石膏模型，這個點子很不賴，甚至跟寶寶未來的哥哥姐姐一起在上面彩繪。這個肚肚可以陪伴大家至少到出生，象徵家庭有新成員加入。

懷孕時的緊張和易怒

由於荷爾蒙狀態的改變，有可能會讓一些準媽媽變得煩躁易怒，因為這種不平衡狀態而發生爭吵。這時可以準備一支具有安撫功能的滾珠瓶，用來冷靜平衡整體情緒。

放鬆易怒情緒滾珠瓶

- **佛手柑** …… 1 滴
- **香草**（Vanilla planifolia）…… 1 滴
- **芳樟葉** …… 2 滴
- **甜橙** …… 4 滴
- **荷荷芭油** …… 10 ml

在滾珠瓶裡充分混合，需要時使用。

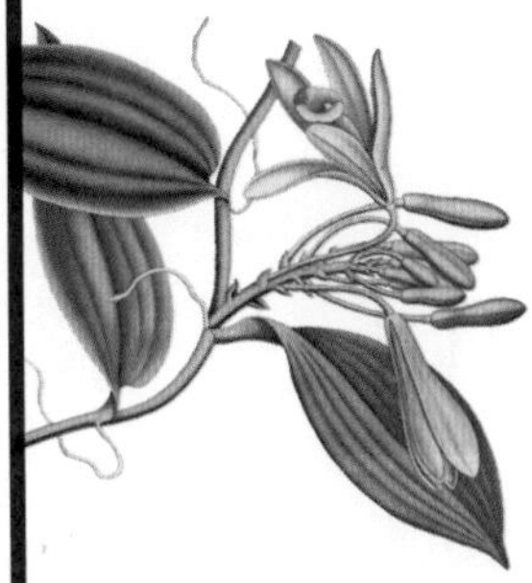

水分堆積和水腫

若在懷孕前期就已經有水腫或水分堆積，一定要去找醫生做檢查！水腫雖然很惱人，但是大部分都沒有併發症。

水腫時能做什麼呢？

- 把腿抬高
- 避免久站
- 可以穿彈性襪
- 注意營養攝取（尤其是富含蛋白質的食物，植物性蛋白也是）
- 鹽可以攝取多一點點[18]

有點水腫時用的浴鹽

- **粗鹽**……500 公克
- **真正薰衣草**……2 滴
- **檀香**……2 滴
- **檸檬**……4 滴

將混合的浴鹽溶入 37℃溫水裡坐浴，水位應高於腎臟位置。有水腫症狀時，可規律地執行這個鹽浴[19]**，大約每週三次，每次約 25 分鐘，直到生產。**

注意：泡後應淋浴，別讓鹽殘留在皮膚上。水裡的鹽會改變身體的滲透壓，堆積的水分會從身體組織被擠出來，再次進入靜脈循環。這也會讓尿液增加，很多婦女的血壓會因此而降低。

18 | 審訂註：此為奧地利奶奶偏方，建議均衡飲食即可。

19 | 審訂註：這個浴鹽泡澡的頻率方式，適合孕期後半再進行，建議每次 10 分鐘，每週 1 至 2 次即可。

生孩子這個決定影響深遠，
這意味著你的心也將永遠在另一個身體裡跳動。
——伊莉莎白・史東（Elisabeth Stone）

Die Entscheidung für ein Kind ist folgenschwer.
Sie bedeutet,
dass dein Herz immer auch in einem anderen
Körper schlagen wird.

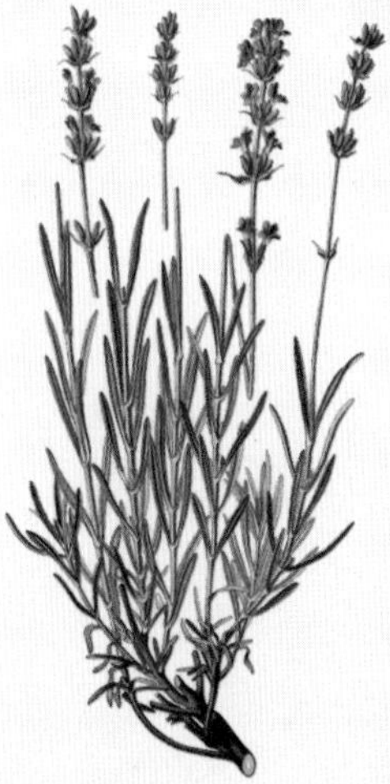

notes

遇到猛烈的早產宮縮，可運用甜馬鬱蘭（Origanum majorana）搭配薰衣草和墨西哥沉香，這個配方已經證實對此情況非常有幫助，甚至可以縮短留院照護的日子、或根本不用去住院。不過請務必要選用 Origanum majorana 而不是 Thymus mastichina，後者在市面上常常被稱為西班牙馬鬱蘭 20。

注意！使用時輕柔的塗抹腹部即可，千萬不要施加壓力！大力觸碰腹部有可能會引發新一波的陣痛！

即將臨盆

早產宮縮

早產宮縮指的是孕程滿三十四週之前就出現的子宮收縮。腹部有週期性的變硬，還有規律的緊繃，這些往往也結合著下腹和背部疼痛。孕程過了三十四週之後醫生便不會開立抑制宮縮的藥物了。懷孕未滿三十七週就出生的新生兒都被認定是早產，需要密集觀察照護。除了助產士的照護或是相應的呵護措施外，還可以用精油來提供支持。

早產宮縮減壓按摩油

- 甜杏仁油……20 ml
- 真正薰衣草……1 滴
- 墨西哥沉香／花梨木……2 滴
- 大馬士革玫瑰／橙花（10%已稀釋於荷荷芭油）……2 滴

混合均勻後使用，在使用這類配方油前，請務必先跟助產士討論！

20 ｜審訂註：台灣另一種相似名稱的精油野馬鬱蘭（Origanum vulgare），又稱牛至，是不同的精油，請勿混淆使用。

會陰按摩

快到預產期的時候，助產士會建議進行會陰按摩，可讓生產過程更輕鬆。這套按摩的施行細節最好由助產士詳細解釋，到時也會需要一款適合這個按摩的配方油。

介於陰道和肛門之間的組織稱為會陰。生產過稱中會陰將承受很大的負擔，可能會因為胎兒頭部所造成壓力和延展而撕裂。這種情況叫做會陰撕裂。即使有規律進行會陰按摩的產婦也可能在生產時遺憾地發生會陰撕裂，或必須進行會陰切開術。不過藉著每日的會陰按摩，這部分的組織會變得更有彈性，也更柔軟。當陰道感受到拉伸的時候，身體覺知會更敏銳，也能藉此更了解自己的身體。做會陰按摩，也可以減輕快要生產時的焦慮，特別是當胎頭要穿過陰道口的時刻。

會陰按摩是一項極為重要的生產準備。建議從孕程的第三十四週可以開始進行會陰按摩，按摩時最好使用小麥胚芽油（Triticum aestivum，富含維生素E），能增進會陰組織的柔軟度。也可以搭配甜杏仁油、聖約翰草油或月見草油。助產士會很樂意示範會陰按摩該如何進行。若自行按摩有困難，也可以請伴侶代勞。

會陰按摩的禁忌症：生殖器疱疹，或是陰道區域發炎！

為了讓骨盆底肌做好生產準備，會陰按摩之外一定要搭配孕婦體操。

一款可靠有效的會陰按摩油

- 小麥胚芽油……10 ml
- 荷荷芭油……10 ml
- 大馬士革玫瑰（10%已稀釋於荷荷芭油）……2滴
- 快樂鼠尾草……2滴
- 真正薰衣草……1滴

混合均勻後使用，將油塗抹在肛門和陰道之間，接著用手指小心地延展開上了油的會陰，每天大約兩分鐘就足夠了。

請依照助產士推薦的方式來使用這款油。

終於到了預產期，但寶寶怎麼還不出來？

先別擔心，在表定預產期誕生的孩子少之又少，這時助產士通常會再給大約十天，過了這段時間還沒生，就會到醫院進行催生。有時候性交能協助誘引孩子脫離被包覆的狀態，因為精子所含的天然前列腺素能促進產婦開始宮縮。長時間的散步有時也會有幫助，不過這方法並非總是有效，正如我自己的經驗，在屋裡的樓梯間上下走跳卻沒奏效！

幫助引發宮縮的腹部塗敷油

荷荷芭油……20 ml
蒸餾的大馬士革玫瑰……1 滴
小花茉莉……1 滴
依蘭……2 滴
快樂鼠尾草……2 滴

輕柔地塗抹腹部和腰部。除了荷荷芭油，也能換成與牛奶混合，乳化在泡澡水裡。

然後產痛真的來了！

分娩是一種自然的過程！正常是指胎頭先冒出來、過程不超過十二個小時[21]，而且自發性地走下去。子宮頸口每小時會打開一些，直到最後呈現十公分的開口。產程最後實際走完的方式，還有這過程帶給這位新科媽媽什麼樣的感受，端看生產時周遭的整體情形如何而有所不同。

分娩傷口

遇到分娩傷口，能選擇運用精油來支援身體的自癒力，特別是當分娩時採用會陰切開術或是發生會陰撕裂的情況，自然產時也有可能會發生。除了用清水常溫沖洗之外，還可以採取坐浴的方式。（坐浴可用兩湯匙的死海鹽加入兩滴松紅梅、一滴真正薰衣草精油），也可以調製傷口癒合油來調養。

21｜審訂註：生產所需的時間有個別差異，平均而言初產婦約 14-16 小時，第二胎（含以上）約 7-8 小時。

會陰分娩傷口照護油

金盞花浸泡油	20 ml
暹羅安息香	2 滴
永久花	1 滴
岩玫瑰（Cistus ladaniferus）	2 滴
真正薰衣草	1 滴

分娩傷口療癒油

金盞花浸泡油	20 ml
永久花	4 滴
真正薰衣草	4 滴
松紅梅	2 滴

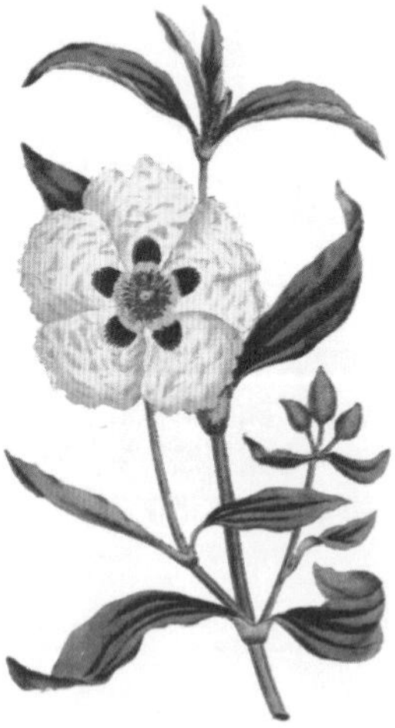

剖腹產

並非每個孩子都是用正常的方式出生，有時候需要剖腹。遺憾的是，剖腹產對孩子和產婦來說並不是溫和的方式。

現在我想起生大兒子時的剖腹產經驗，還是心有餘悸。那時已經過了預產期，子宮頸口微開，不過胎兒呈現直腿式臀位。婦產科醫師在診所做了最後一次檢查後，便將我轉送到醫院去進行催生。在醫院檢查時，發現這調皮傢伙的腿縮了起來，呈現完全式臀位。啊，是臀位呀，用這胎位生產真不是什麼放鬆的方式啊！不過我們還是想正常分娩，加上子宮頸口在這段期間又張開了一點，只是還不夠。所以他們就幫我掛上引產點滴。那是一個悶熱夏夜的傍晚時分。

在這樣的日子產房裡似乎非常忙碌，我躺在隔壁的小房間裡安詳的打盹，等待自己進產房的時間，不幸的是，引產點滴引發的陣痛變成了持續的產痛，再來就是我難忘的可怕回憶：值班的助產士似乎把我忘記了！我沒法下床，呼喊、按鈴都沒人聽到，因此我只能盡力用呼吸技巧讓自己保持平靜，直到隔天早上交班時刻，新到班的助產士出現。

她立刻就發覺我出事，緊急送去醫生那裡，準備進行剖腹產。知道終於要往前進展，全身真是如釋重負。因為麻醉的關係，剖腹產的過程我什麼都不知道，當時的剖腹產還沒有利用脊髓麻醉術[22]。

22 | 譯者註：相對於全身麻醉，脊隨麻醉能讓產婦在剖腹產過程中保持清醒。

當我甦醒過來，將新生寶寶擁入懷中，心裡真是鬆了一口氣。

這種已經在自然分娩過程中才進行的剖腹稱為緊急剖腹產。後來他們跟我解釋說，為了救兒子和我的性命，剖腹產是必要的。為此我滿懷感激！後來我也用剖腹產的方式迎來第二個兒子，不過這次是考量醫療必要性的自願決策，在預產期前兩週進行。這種生產過程就是一般常見的剖腹產。

剖腹產時會發生什麼事？

為了更了解這個過程，我請當時的婦產科醫師為我解釋了一下。醫師會用手術刀將腹壁最上層的皮膚劃開，然後小心的將底下各組織層切開，將嬰兒抱出，也把胎盤取出。之後再一層一層地把所有組織縫回去。別忘記，剖腹產就是個腹腔手術。如果當時我使用精油已經夠嫻熟的話，大概就會記得調配以下這個身體保養油，每日塗抹兩次，好能在心理上承受剖腹產的挑戰。

剖腹產前身體保養油

杏桃核仁油	50 ml
大馬士革玫瑰（10％已稀釋於荷荷芭油）	5 滴
快樂鼠尾草	1 滴
小花茉莉[23]	2 滴
檀香	2 滴
依蘭	2 滴
真正薰衣草	1 滴
葡萄柚	8 滴

均勻混合後使用，
每日塗抹兩次。

坐月子

如果在生產後要使用精油，而母親正在哺乳的話，選擇用油也要盡可能小心。所有不適合嬰兒的精油都不可以使用。

乳頭受傷

如果乳頭受傷了，那必須要好好護理才行，以免發生乳腺炎。建議使用玫瑰純露做為急救措施。在胸部噴灑玫瑰純露，有抗發炎、護膚、助傷口癒合等等功效，並且還能冷卻敏感的肌膚。若要護膚，也可以選用含有羊毛脂的金盞花油膏。

乳汁太少

很想要餵孩子喝母奶，但是奶水太少怎麼辦？在寶寶出生後

23｜審訂註：茉莉適合在孕期後半，臨盆前才使用。

的頭幾天，越是經常哺乳而且花的時間越長，乳汁的供給就會越順暢。哺乳時請好好休息——避免講電話，儘量不要有壓力！若是乳量還是太少，每次哺乳前稍微輕柔的按摩胸部，也可以轉換一下哺乳的姿勢，好讓乳房內的乳汁順暢排出。

營養攝取當然也很重要。攝取充足的液體、奧地利牛肉蔬菜湯（Kraftsuppe）、草莓、甜瓜、還有糖漬杏桃片等等都能增加乳汁分泌。

哺乳藥草茶飲

洋茴香（Anis）……………… **1份**
甜茴香（Fenchel süß）……………… **1份**
小茴香（Kreuzkümmel）……………… **1份**

混合成一副配方藥草

配方藥草1茶匙
↓
用250ml熱水沖泡
↓
浸泡8分鐘
過濾後趁熱喝

每日喝兩到三杯。

沒有什麼會消失不見，只是現在不在而已。

——安珂．馬高爾（Anke Maggauer-Kirsche）

Nichts geht verloren,
es ist nur nicht hier.

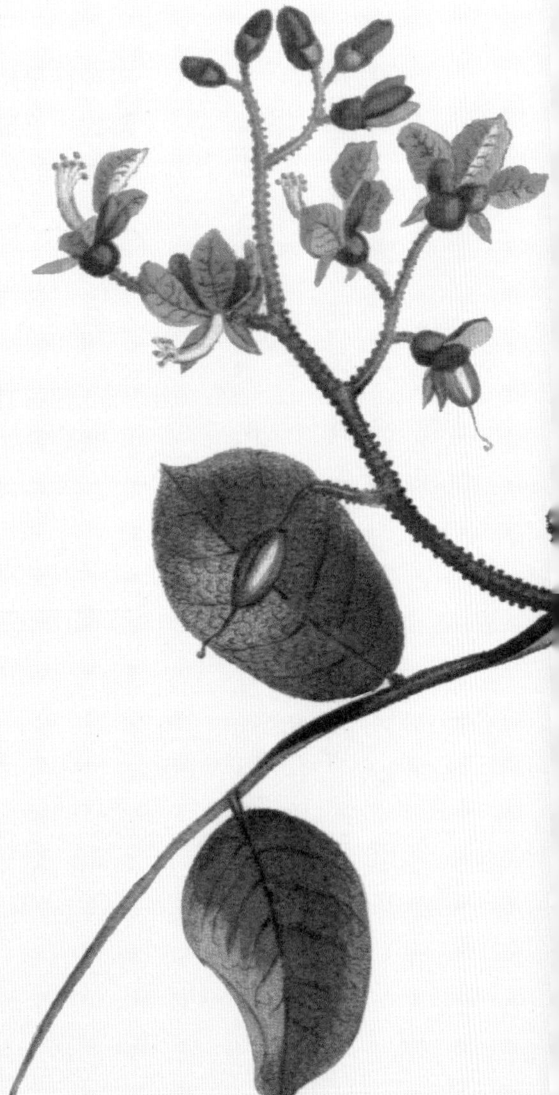

Section 3

流產或小產後情緒照顧

流產（小產）

若孕程進展不順利，胚胎無法成長到可分娩的程度，原本是要高興迎接自己期盼的孩子，現在卻不得不放棄時，一定很悲傷。很多醫院提供了更有尊嚴的方式，讓我們跟這些星星孩子們道別，把他們送入光明。我認為這樣的告別真的很重要。如果沒有道別，這些事就會多年徘徊不去，而我們往往必須在各種心理困境與煩擾中與之共存。精油能在這段悲傷的歲月裡幫助我們不迷失自我，重新踏實生活，再給予生命一個新機會。

有多種使用精油的形式，可選擇適合自己的方式：

薰香燈：
全家人可以同時用到

滾珠瓶：
可以隨身攜帶

照護用油：
睡前的好幫手

運用水氧機或薰香燈的時候，不要每次都用一樣的配方。我建議至少準備兩種以上的薰香配方，可依據心情狀況和白天晚上來調整使用。提供一款噴霧不只在流產時能提供協助，我覺得面對其他壓力情境時手邊有一瓶也會很有幫助。它能釋放壓力，發揮鎮定安撫的效果，而且不會讓人昏昏欲睡！

心情急救油露

- 荷荷芭油……10 ml
- 橙花……3滴
- 苦橙葉……2滴
- 血橙……4滴
- 橙花純露……10 ml

將油類混合倒入橙花純露，也可以添加幾滴有機防腐劑。每次使用前請稍微搖勻。

抗悲傷擴香配方 NO.1

- 小花茉莉……5滴
- 玫瑰……3滴
- 葡萄柚……6滴
- 佛手柑……2滴
- 岩蘭草……1滴

在薰香燈上最多滴3到4滴，少即是多！

抗悲傷擴香配方 NO.2

- 岩蘭草……1滴
- 小花茉莉……2滴
- 依蘭……1滴
- 玫瑰原精（例如千葉玫瑰 Rosa centifolia）……4滴
- 血橙……6滴
- 檸檬……1滴

在薰香燈上最多滴3到4滴。

放下悲傷滾珠瓶

在10ml滾珠瓶內注入荷荷芭油

↓

加入2滴自選的配方精油

↓

可以從前面三種配方裡挑一款製作成滾珠瓶。壓力太大時，塗抹在脈搏處。

釋放壓力保養油露

- 甜杏仁油……55ml
- 石榴籽油（Punica granatum）……5ml
- 自選配方精油……最多15滴
- 玫瑰純露……40ml

將植物油倒入100ml瓶中，加入精油配方在添入玫瑰純露，可留意自己的皮膚另選適合的植物油。晚間沐浴後或泡澡後是最佳的塗抹時機。

每次使用前要搖勻！

好眠薰衣草凝膠

- 三仙膠（膠凝劑）……1公克
- 新鮮薰衣草植萃液／薰衣草酊劑……5公克
- 植物甘油……6公克
- 真正薰衣草純露……50ml
- 真正薰衣草……6滴
- 羅馬洋甘菊……3滴
- 檀香……4滴

將三仙膠、薰衣草酊劑、甘油和純露用電動攪拌器均勻混合到沒有小顆粒

↓

拌入精油（可以添加防腐劑，但有甘油其實就夠了）混合均勻

上床睡覺前塗抹在脈搏處，對有個平靜安穩的睡眠有幫助。保存期限大約是三個月。

Section 4

墮胎後的身心養護

小靈魂啊，我讓你走，
因為我知道我們會再相會。

墮胎

有意識的墮胎和流產有點不一樣，墮胎是婦女自己決定終止這次懷孕。一方面可能是出於社會因素，另一方面則是出於健康的考量。不管怎麼看，墮胎與流產都關聯著一場道別，放手一條小生命。

年僅十九歲的我也承受過墮胎，那時候是在國外，因為當時墮胎在奧地利是不合法的，那個時代幾乎沒有哪個醫生願意冒著失去性命的風險為人墮胎。儘管今天這件事容易一點了，合法化並沒有讓女性們感到更輕鬆。決定不要一條生命是極度沉重的。因為健康因素而墮胎，這對當事人而言也很困難，甚至比起因為社會理由而墮胎還沉重。不過我不想去衡量比較，不管墮胎是出自哪種理由，一直都是個爭議性的社會議題。自由派的意見說，人類生命的尊嚴和地位是和某些人類特定的特質和能力緊密不分的，而這些特質和能力是在隨著孕程進展才發展出來的[24]。孕程過了三分之一之後，胚胎就有感受能力了。

不過對大部分的醫生來說，孕婦的身心健康或生命更為重要。很多國家從以前到現在一直都規定，除非出於健康理由，否則墮胎是觸犯刑法的。我的看法是，當遇到糟糕的緊急狀況時，應該還是要交由母親或是父母雙方自己去決定要不要墮胎。運用精油或是藥草都不能讓墮胎的決定變得更輕鬆，不過萬一真的走到這了一步，能在墮胎後給予心靈一些支持。關於這點，建議參考前文關於流產

24｜作者註：Schöne-Seifer B.，《醫學倫理的基礎》，頁一六二，二〇〇七年於 Stuttgart 出版。

的那些用法。

支持心靈香氣配方

- 佛手柑……2滴
- 銀合歡……2滴
- 檀香……1滴
- 玫瑰天竺葵……1滴
- 依蘭……1滴

用來擴香只需2至3滴；也可將配方調入各10ml的牛奶與蜂蜜中，用來泡個溫水澡。

舒展抑鬱情緒擴香配方

- 桂花（Osmanthus fragrans）……3滴
- 葡萄柚……5滴
- 零陵香豆（Dipteryx odorata）……1滴

在薰香燈上滴2至3滴即可。有句古話說：「桂香沁魂，笑顏復來」，就算我們沒有抑鬱情緒，每當我們心裡需要陽光時，都能用！

Chapter 4

愛自己的學習進行式

Section 1
找到喜歡自己的路徑

Section 2
更年期舒適換場方法

Section 3
認識女性生殖器官腫瘤

Section 4
女性常見的不適問題集

Section 5
美好肌膚的日常保養與芳香設計

Section 1

找到喜歡自己的路徑

我喜歡自己現在的樣子

妳愛自己嗎？妳可以真誠的對自己說這句話嗎？

有好長一段時間，我完全沒留意我不愛自己。直到多年前一位朋友給我當頭棒喝：「說真的，妳根本不愛妳自己，妳只想要去愛別人！」，一開始我有種「受辱」的感覺，我明明認為我很愛自己啊。不過當我跟他好好討論這件事之後，不得不說他是對的。或許女性慣性把自己的需求放在最後面，不管是在家庭裡或職場上。小女孩的時候我們就已經學會當一個合群的孩子，然後我們往往一輩子都維持著這個樣子。

不過，一定得這樣嗎？

我被朋友的那番話搖醒的時候，都已經快要五十歲了。這時候才要做出改變，是不是太晚了？不會！

我們展開了熱烈的討論，朋友的看法是，在真正能夠愛別人之前，有兩件事我們得認識。第一，找出愛自己是什麼感覺；第二，找出自己行為的動機（是為了自己行動，還是為了得到別人認同）。這並不容易，探究自己的過程可能會十分痛苦，我花了很多心力探索自我。在這之前，我已經用日記記錄自己的思想很多年，然而那些是我真正的想法嗎？還是我只是用一些東西來矇騙自己？

其實，我們總是傾向不完全真誠地面對自己，即便在私下書寫時仍是如此。

因此對我來說，分析自己的感受不是那麼容易的事。不過，我還是走了過來！再來我當然會問自己：要怎麼做才能真正愛自己呢？相信大家常常會認為：自己本來就最愛自己，這是一定的啊！卻不知我們所愛的往往是在別人心裡的形象。因此，把舊的形象擦掉吧！從頭開始好好想想！

和朋友討論和思考的那幾個小時，對我產生了不可思議的助力。如今我不再覺得一定要成為別人期待的樣子，特別是伴侶的期望，我可以做自己，可以忠於自己，為自己負責！經過這番自省，我所獲得最美好的禮物便是內在的滿足與平衡。這段過程中有幾件事幫了我：冥想和大自然（大部分是兩樣一起）、精油香氣帶來的支持力量、反覆咀嚼哲學思想也幫了我一把（我大量閱讀奧修[1]的書，不過真的要過一陣子才能理解他的思想），也真誠地寫下我的想法。或許妳也渴望能積極內省，並深究自己與自我的內在世界，真心推薦！這事永遠不嫌晚！

1｜作者註：《橘皮書》二十一世紀奧修沉思錄，二〇〇八年出版。

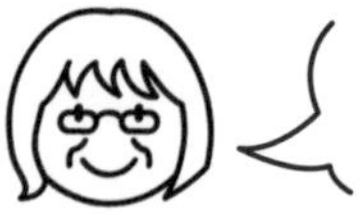

不需要過於積極使用精油來讓自己靜心，寧可放慢速度。像香草、零陵香豆這類香氣也很適合用來靜心。
擴香時不要過量，可能會引起頭痛！

冥想用擴香配方

- 快樂鼠尾草……1滴
- 岩蘭草……1滴
- 依蘭……1滴
- 葡萄柚……3滴

冥想時用2至3滴擴香。

將電話放到別的房間，避開孩子、狗、和其他噪音來源，也可以擺上一支蠟燭，燭光比一般的燈光更適合冥想。如果喜歡冥想時有音樂，有很多品質很好的冥想音樂可用，選擇適合自己的；另一個回到自我的方法是在森林裡散步。盡可能獨自進行，或是找一位想要安靜地沉浸在樹木能量中的人同行。試著雙手環抱一棵樹！妳會感覺到它給予力量、傳送愛給妳，也許妳也在為自己尋找專屬的靈魂之樹；如果您想要寫日記，那就用不加修辭的真誠態度來書寫吧！美化版本的生活記錄，無法帶來任何助益。

改變生命的並非外在環境，
而是內在的變化在生命中表現出來。
——薇瑪．通瑪拉（Wilma Thomala）

Es sind nicht die äußeren Umstände,
die das Leben verändern,
sondern die inneren Veränderungen,
die sich im Leben äußern.

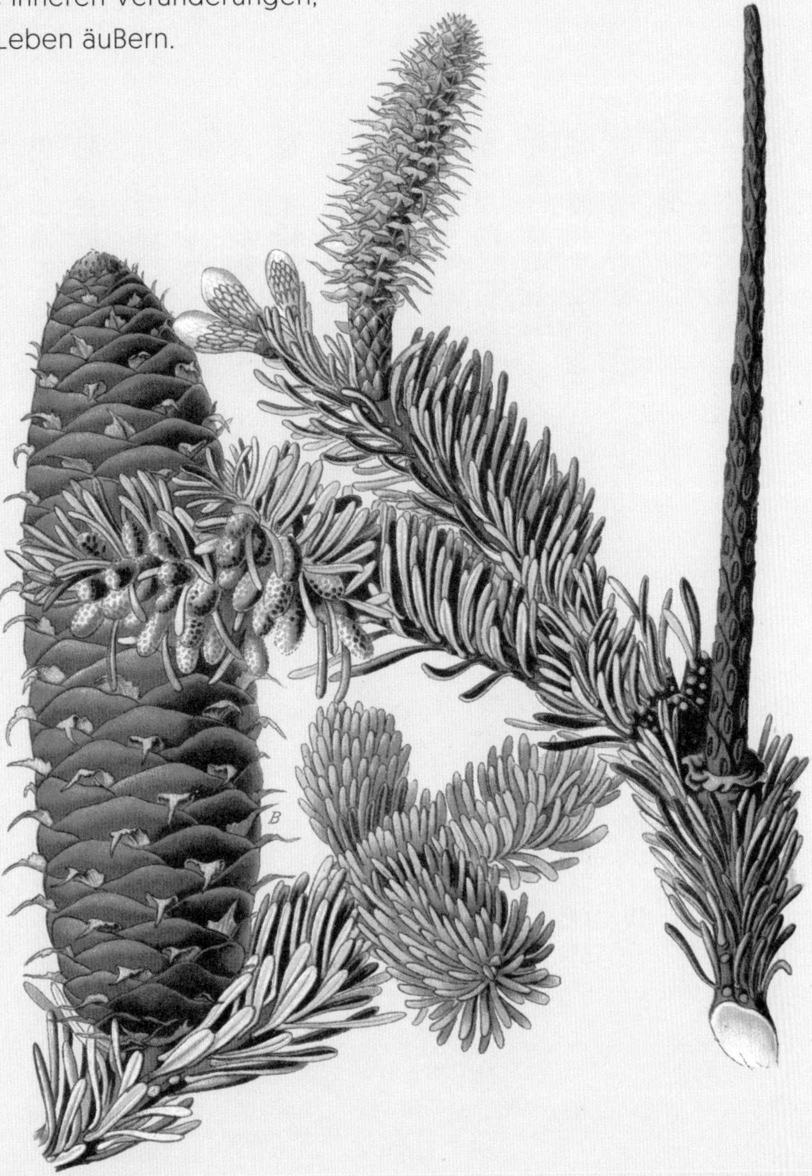

尋找

有件事很有意思，有許多女性在四十到五十五歲之間，開始在生命中探索新方向。當孩子們（如果有的話）羽翼豐滿且獨立生活後，伴侶生活就進入一種無風無雨平淡期。這時會出現一種空虛感，起初我們不會立即覺察到這點，然而這份空虛卻逐漸帶來了更多不滿足。來參加我課程的女性學員，很多就正在經歷這樣的狀態，並且開始尋找新的生命意涵。

回顧已經體驗過、見識過、感覺過的事物，會是人生的全部嗎？不會吧！鼓起勇氣去改變吧！當個好媽媽、做伴侶的親密愛人、一個稱職的家庭主婦（這份工作的價值何時才會提高呀？），這些不是人生的全部，生命可以更充實更滿足。在年輕少女時代，或許有些曾激勵鼓舞妳的興趣和計畫，如今如何了呢？有必要埋藏一輩子嗎？

學習和培訓非常花時間、金錢和心力，我想沒人比我更明白這點。然而，這些是很值得的。妳可以參加社區學苑的課程、參觀博物館、觀看展覽，妳會發現一個全新的視野。不論是藝術欣賞的領域、實作手工的領域、或是走入大自然，所有領域和目的地都有意趣盎然的主題。更何況這樣的小課程幾乎不用花錢，就算有也不會太昂貴。

生命很豐富，當機會向我們展現時，一定要好好把握。我就是個很好的例子，四十歲以後開始參加一連串的進修課程，四十五歲時我的人生便完全改變了，當我年過五十，終於找到「自己的」路。所以，請不要害怕學習新東西，甚至是參加證照考試；把新的挑戰視為成就未來的機會。您什麼都不會損失，可能還會收穫滿滿！

幫助找到決心的身體按摩油

甜杏仁油	**25 ml**
荷荷芭油	**25 ml**
葡萄柚	**8 滴**
真正薰衣草	**2 滴**
醒目薰衣草	**2 滴**
穗甘松（Nardostachys jatamansi）	**1 滴**

早上起床後使用。喜歡的話，也可以用這個配方與橙花純露製成油露。

另一個幫忙下定決心的方法

聽說過艾德諾清單（Adenauer-List）嗎？作法是在一張紙上劃條線分成兩邊，在一邊寫上「我想要什麼」，另一邊寫上「我不想要什麼」，仔細思考，什麼是妳喜歡的或是完全不想做的。還可以進一步思考：我必須用這個來賺錢嗎？或者我只是想做些對我有意義的事？無論是想釐清行動或狀態，這份清單能提供很好的協助。每次我想為自己下決定，就會用這個方法。寫的時候考量自己即可，所有其他的因素應該稍後再說！

Section 2

更年期舒適換場方法

更年期 換場

一下覺得熱，一下又覺得手腳冰冷，不知為何身體感覺好奇怪，好像不是很確定到底想要什麼，原來是……我到更年期了。很多女性約在四十五到五十歲時都有這樣的經歷，更替的時期開始了！Klimakterium是更年期的意思，源於希臘文的klimakter-，意思是「關鍵的生命時期」，我們用這個字來指稱停經前後的荷爾蒙轉換期。有些女性很早就進入這個階段，由雌激素和黃體酮的消退引發。

這是個自然的過程，應該不會帶來什麼不適。不過許多人會遭逢多種心理、生理之苦，特別是當她們不能或不願接受自己的老化過程。一個女性是否真的會受更年期之苦，取決於她的文化背景、家族史和個人期待。如果她是健康的，有規律運動、營養攝取良好、不抽菸、過著整體來說滿足的生活，而且伴侶關係良好，那麼基本上不會出現太大的困擾。另外，很多容易有經前症候群的女性，可能也會在更年期遇到問題。

更年期的開頭約在四十到四十五歲之間，這個階段已經進入更年期，接下來會進入停經前期。開始會出現不規律來經，也可能有持續來經的現象。約莫最後一次月經來臨的五年前，體內雌激素和黃體酮會慢慢減少，不過這個時間點只能用回溯的方式推定。卵巢的功能也會變弱。

真正的停經可能會出現在大約五十到五十五歲，那時會出現最後一次由卵巢調控的規則性月經來潮。

接下來會進入停經後期，身體和心靈必須學著與轉變的身體和平共處。最後這個階段可能會持續到大約七十歲，以我自身實際經驗得知，心理問題往往在這段期間變得擾人。

更年期期間，人體血液中的女性荷爾蒙會慢慢下降，各種身體的轉變也會隨之而來，許多不適都很類似經前症候群的症狀。因為雌激素缺乏，身體會出現各式症狀。

更年期可能的症狀

- 熱潮紅（約60%至80%的女性）
- 盜汗
- 睡眠困擾（約50%至70%的女性）
- 職業倦怠，疲累
- 情緒化，易怒
- 低落（影響約40%的女性，主要是患有經前症候群的人）
- 不規則來經
- 易罹患骨質疏鬆
- 缺乏性慾
- 陰道環境乾澀
- 注意力不易集中，記憶衰退
- 皮膚和頭髮起變化
- 尿失禁

這些不適症狀有可能會出現，但非必然！

只有否認自己年紀的人才覺得自己是真的老了。

——莉莉·巴露瑪（Lilli Palmer）

Nur wer sein Alter verleugnet,
füblt sich zeirklich alt.

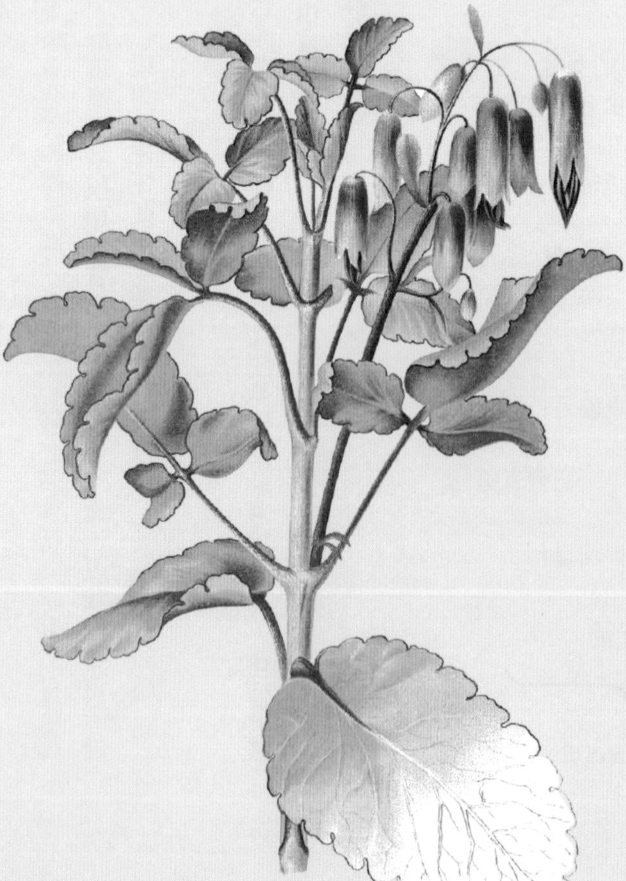

遺傳因素在此也扮演了重要角色，當然每個人對自己身體不可避免的轉換抱持的心態也有影響。另外，更年期如果還像以前一樣，為了避免腸癌、骨質疏鬆和心血管疾病，而服用大量的雌激素，就會提高中風的風險，得乳癌、血栓和肺梗塞的機率也會提升。幸運的是，過度服用雌激素的現象在幾年前已停止。現在通常會建議人們使用內含雌激素與黃體酮的雞尾酒療法（一個月最多十天），雌激素既會因為助孕素的影響而受到控制，也能減輕更年期不適症狀及停經後的各種困擾。

我認為能夠用完全不同的方式來應對更年期及伴隨而來的症狀，我自己也已經用自然的方法，順利的度過這段直到停經的時期。對於某些女性而言，更年期似乎意味著喪失她們的女性特質，這當然會給心理帶來巨大的缺憾。也有證據顯示，比起過瘦的女性，豐滿的女性較少發生更年期不適，也較不容易罹患骨質疏鬆，這跟脂肪細胞也能夠製造雌激素有關。檢驗目前的荷爾蒙狀態就能明確知道，我到更年期了，或是還沒有。

另外，甲狀腺也可能無法發揮正常功能，通常與情緒和生理有關。腎上腺功能暫時變弱，這跟壓力或是營養攝取不當有關。如果更進一步觀察甲狀腺的功能，會發現那是為我們擔任溝通的器官，坐落在喉輪。如果在生命過程中隱忍了太多東西，這裡的能量就容

notes

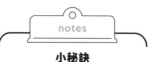

小秘訣

椰子油也很適合用於陰道黏膜，它緩和不適症狀的速度很快，不過只適合短期使用，否則可能會產生反效果。

在陰道部位使用精油時，濃度一定要特別低！

甲狀腺問題需要醫學檢驗，有些情況很遺憾地必須採取藥物治療。

易閉塞，靠醫藥無法解決，可以試著用冥想的方式。

陰道乾澀

陰道壁上分佈著許多腺體，能分泌讓陰道黏膜保持濕潤柔軟的分泌液。就我們所知，這種分泌取決於雌激素的含量。由於受到荷爾蒙日益缺乏的影響，陰道黏膜會變得乾燥，也會因此而變得更薄、更敏感，甚至會產生灼熱、搔癢感。我們對於性事的渴望便會減少。第二章提到的「私密處保養漿露」可以用來急救；或是我們也可以使用陰道栓劑，例如可以在藥房買Erika Pichler[2]的Noreia花精栓劑。

陰道乾澀保養香膏

乳油木果脂……**4公克**
可可脂（**未加工過的為佳**）……**5公克**
石榴籽油……**5 ml**
大馬士革玫瑰（**10％已稀釋於荷荷芭油**）……**2滴**

將可可脂融化再加入乳油木果脂，放涼一點再用電動攪拌器拌勻，然後加入石榴籽油，最後加玫瑰精油。

這款簡易的保養香膏能在性交時或性交前給予協助。一開始請先少量試用！產品的質地應該要非常柔軟、很好塗抹才對。

1 抹一點香膏在指尖上，小心塗抹陰道。
2 像用潤滑液一樣，進入陰道前，把香膏抹在陰莖上。

2 | 譯者註：Erika Pichler，當代奧地利人，早年在德國做助產士，並教授護理及分娩護理，也從中世紀修女聖賀德嘉的著作中吸取許多養分。中年後回到奧地利山區，漸漸發現大自然中花精的振波力量，創立 Noreia SchwingungEssenzen（Noreia 振波花精）這個品牌。

熱潮紅

這種熱病發作時真是惱人啊！每次都在最不想要時，一陣熱突然湧上頭部！其實我很幸運沒有這個困擾，是我母親好像沒有任何理由就突然發生，脹紅的現象從肩脖處往上延伸，母親對它幾乎毫無辦法，而且熱潮紅總是在最不適合的時候出現，發作時還會狂冒汗，心臟發狂似的跳動！然後，就像來的時候那樣，忽然又退掉了。

有時候熱潮紅跟一些未曾盡情活出來的情感、思想和性慾有關。我們也許從未真誠看待自己的性慾，總是把這種想法推到一邊去，把情慾的體驗投入書中而未敢實現。母親在八十多歲才悲傷的表示，她如今才注意到自己在生命裡錯過了多少願望。

我們不該讓自己走到這個境地！

從醫學的角度來看，熱潮紅主要是因雌激素的下降，導致腦內溫度調節功能發生變化。隨著年歲進展，不適感會日漸消退。熱潮紅不適大部分發生在凌晨兩點到四點之間。母親長年受熱潮紅所苦，在她的臉上總是清晰可見，我們稱它為「愛的朝霞」。我也曾經歷過熱潮紅，不過大都只短暫發生在夜晚，而且我身邊總會備著一支涼爽噴霧。我最愛用胡椒薄荷純露來緩解這些不適。沒錯，就是單用這支胡椒薄荷純露，沒添加其他東西。它能使皮膚表層涼爽，但不會降低身體溫度。記得請勿用在眼睛四周！

熱潮紅時的涼爽噴霧

胡椒薄荷純露……50 ml

將純露裝進50ml噴霧瓶，每當燥熱感上升時噴一下！就這麼簡單！

熱潮紅時隨身冷卻膠

95%藥用酒精……10 ml
三仙膠（過量膠體會太稠）……一小撮
胡椒薄荷（Mentha piperita）……2滴
胡椒薄荷純露……10 ml

將酒精與三仙膠混和搖勻，加入胡椒薄荷精油，再注滿胡椒薄荷純露。如果成品太稠，再多加一點純露就好，建議將這款膠裝在滾珠瓶裡，這樣就能一直隨身帶著，需要時拿出來使用也不會引人注意。

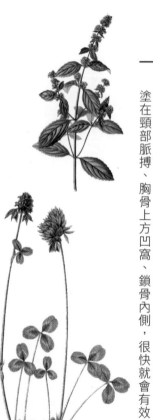

塗在頸部脈搏、胸骨上方凹窩、鎖骨內側，很快就會有效！

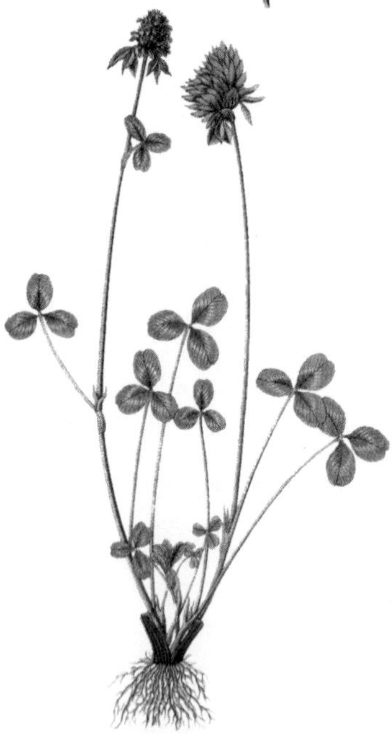

針對更年期不適使用紅花苜蓿酊劑也非常有幫助，能發揮鎮定神經、平衡及強化身體的效果。過去數百年的民俗療法中，紅花苜蓿（Trifolium pratense）都佔有一席之地。我的曾祖母就懂得如何運用它的力量。曾祖母卡洛琳的配方小冊中記載著這個配方。

更年期用紅花苜蓿酊劑

紅花苜蓿花……一把
西洋蓍草花……一把
斗篷草花和葉……一把

將乾燥花材裝入一個夠大的玻璃罐中，灌滿清澈的烈酒（Zwetschke 或 Marilla 等，酒精濃度約 40%），可以再放入一片有機橙皮後旋緊玻璃罐。

放在溫暖有陽光處至少六週，每日要搖晃瓶身 3。之後便可過濾使用。

需要時我們可每日服用兩次，每次一個小玻璃酒杯。

3 | 審訂註：因台灣氣候條件不同，建議浸泡後放置於陰涼處。花材儘量乾燥，並觀察是否有發霉或變質。

我為自己的皺紋感到驕傲，
它就是生命在我臉部的呈現！
——碧姬．芭杜（Brigitte Bardot）

Ich bin stolz auf meine Falten - sie sind das
Leben in meinem Gesicht!

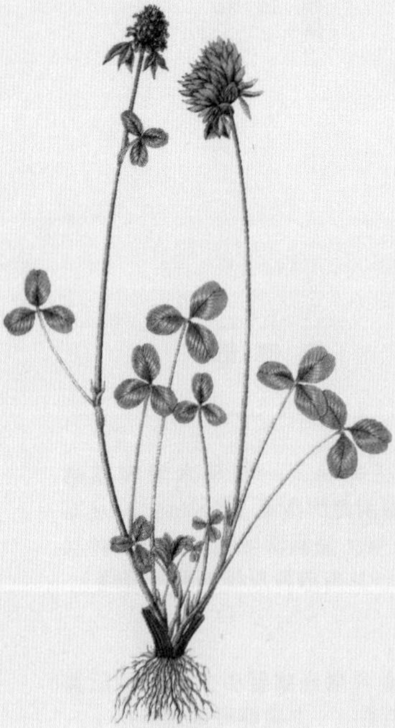

皮膚乾燥

更年期時皮膚狀態也會改變，會變得越來越乾燥，甚至會脫屑且敏感。皮膚也會緊繃，最糟的是會長皺紋！常常聽人說，皮膚的改變跟體內荷爾蒙含量有關，不過這也跟皮膚膠原層變薄有關。

膠原是什麼？

膠原是一種結締組織，由蛋白質所組成，能抵抗強力拉扯，不過自身卻幾乎沒有延展性。主要的構成物質是甘胺酸，常出現在蛋、奶、堅果、南瓜籽、糙米和莢果裡。甘胺酸對生命極端重要，是幾乎所有結締組織的組成成分。我們身體能自行製造甘胺酸，因為人體需要它來合成遺傳物質。

如果皮膚裡的膠原纖維撕裂了，發生這種情況的頻率比我們想像得更頻繁，在真皮層就會出現小裂痕，這些裂痕常常也被稱作妊娠紋，我自己喜歡叫做銀紋，除了一開始是棕色，通常會轉為銀白色。妊娠紋是不可逆的，一旦出現就無法復原如初了。

這跟更年期有什麼關係呢？

當我們在更年期時變得豐腴，妊娠紋般的膠原纖維撕裂的影響也逐漸顯現。

在這個階段，如何給予皮膚協助呢？

皮膚保養應該是一種由內而發的保養，意思是也要有健康的營養攝取。皮膚如果沒有從內部充分供給對的養分，外來的保養也無法發揮效果。要使用好的天然保養品，否則就只是在皮膚上面塗一層讓它無法呼吸的物質。最簡單的保養包含珍貴的天然植物油、好的純露和藥草茶飲。

更年期保養用品裡特別重要的添加物有：月見草油、石榴籽油、琉璃苣油。雖然這些油都不便宜，不過每次所需要使用的量少卻很有效。

我很重視油露這個保養品，每次都只少量製作就好，可以一直維持新鮮的狀態，也不必為了保存期太短而擔憂。

更年期乾燥肌保養油露

杏桃核仁油／甜杏仁油	25 ml
石榴籽油	5 ml
大馬士革玫瑰（10％已稀釋於荷荷芭油）	2 滴
檀香	1 滴
小花茉莉	2 滴
葡萄柚	4 滴
玫瑰純露	20 ml

將植物油倒入 50ml 乳液瓶（最理想的是真空按壓瓶），依序加入精油與純露。可隨個人意願添加幾滴有機防腐劑 4，確保不會滋生細菌。每次使用前都要充分搖勻，可用在臉部和肩頸前胸。

4 ｜審訂註：可使用維它命 E 作為天然防腐劑，如不添加建議於一個月內，儘速使用完畢。

舒緩更年期不適身體乳

乳化劑（Emulsan）……8公克
葡萄籽油／甜杏仁油……30 ml
香蜂草純露／玫瑰純露……50 ml
橡樹根萃取液（Meristem-Extrakt）……10滴
泛醇……5滴
廣藿香……2滴
玫瑰天竺葵……2滴
零陵香豆……2滴
檀香……4滴
葡萄柚……10滴
有機防腐劑……幾滴

乳化劑和植物油放入玻璃杯裡隔水加熱
↓
另一只玻璃杯將純露隔水加熱至相同溫度
兩邊皆不超過 65℃
↓
將純露倒入油杯中拌勻
順序不可顛倒
↓
加入橡樹根萃取液（針對老化皮膚）
↓
加入泛醇（維生素原 B5，益於皮膚表面）
↓
最後加入精油，充分攪拌均勻後裝入乳液瓶

若不添加任何防腐劑，在正常的室溫下並裝在密封良好的瓶子裡，最多可保存六週。

骨質疏鬆

做過骨質密度檢測嗎？數據顯示自己的骨頭不夠結實了嗎？當脊柱支撐力不夠了，便會開始駝背。不過，這事必然會發生嗎？才不是！稍微環顧四周，能看到很多女性終其一生都能挺立而行，而且她們都已年過六十。例如遠遠超過七十歲的演員歌手雪兒（Cher），歌手蒂娜・透娜（Tina Turner）已過八十歲，鄉村民謠歌手瓊．拜亞（Joan Baez）同為八十歲之列，在公開活動裡她們都還能站著，還能在舞台上表演。這鼓勵了我們不要把變老視為沉重負擔。

讓我們保持朝氣蓬勃的，是我們面對生命的態度！我自己也已經七十歲，而我正愉快的度過生命中的每一天，也充滿閒情逸致的享受生活。正因如此，我一如既往的喜愛我的工作，及無數讓我沉浸其中的嗜好。

這跟骨質疏鬆有什麼關係？

變得健康和保持健康的決心，取決於自己的想法，當然也能採取一些行動。身體直到二十五歲以前是在成長構建，二十五歲以後則開始衰退。女性在一生中會流失大約百分之三十八的骨質，這在我們進入更年期前早就已經開始了。

骨質疏鬆是種漸進式的疾病，我們感覺不到。當確診為骨質疏鬆時，從醫學的角度來看，這時才想要做一些補救措施通常為時已晚。骨質疏鬆的危險性，主要在於跌倒時可能會導致嚴重的骨頭碎裂，最常發生的部位是大腿骨、髖骨，還有脊椎也有可能在摔倒時斷裂。

骨質疏鬆一開始先是骨質密度降低，醫學上稱之為骨質缺乏，

notes

營養小秘訣

正確適時的營養攝取能協助我們建造骨組織。例如攝取微量元素鈣、鎂、鋅、錳，還有蛋白質、維生素，特別還有鹽！

不過如果骨質密度進一步因骨基質和骨頭結構過度分解而降低，就變成了骨質疏鬆症。這些疾病的後果是：脊椎塌陷，股骨頸、橈骨、肱骨頭或骨盆的斷裂。骨質疏鬆症也有可能是家族遺傳，更進一步的原因也可能是子宮或卵巢摘除、飲食失調、缺乏運動、抽菸、慢性腸胃疾病、甲狀腺摘除、腎臟病或其他。

性成熟之後，骨基質的活性就由性荷爾蒙雌激素和睪固酮來調控，體內雌激素的含量高，骨基質就會有足夠的受體對接雌激素；如果含量降低，受體的數量也會跟著減少。骨質疏鬆也取決於骨結構以及骨組織的再生能力。

Section 3

認識女性生殖器官腫瘤

女性生殖器官腫瘤

首先，腫瘤不必然都是惡性的！只是突然被診斷出有腫瘤時，肯定會打亂一個人的生活常軌，因為不知道自己將會面臨什麼，感覺就像休克一樣，是令人措手不及的衝擊。心裡冒出一大堆問題，「為什麼會發生在我身上？」就算這樣反覆自問，這些問題往往也沒有答案。這時候，可以使用那些能讓我們紮根、穩住，保持清醒及支持力的精油作為急救措施。

若是已經確定腫瘤是惡性還是良性，決定採用什麼治療方式時，我們對未來的生活會產生各種想像，這種潛在的不確定感，會導致強烈的情緒波動、疲憊、焦慮、甚至是恐慌。

乳癌

乳癌是乳腺的一種惡性轉變。預防的檢查除了乳房觸診之外，還可以做乳房顯影和超音波檢查作為預防措施。

因為乳癌處置時常常需要移除腋窩淋巴結，可能會致手臂發生淋巴滯留的現象。對淋巴結做放射治療同樣有可能導致這種現象。手臂的淋巴滯留意味著淋巴液無法順利的運送出去，時常也會伴隨著疼痛、手指和整個手臂都可能會腫脹。若出現淋巴滯留，務必要接受治療！

notes

對乳癌患者，不要使用帶有類雌激素以及催乳成分的精油。
以下幾款精油一定要特別避開：甜茴香、洋茴香、快樂鼠尾草、玫瑰天竺葵、西洋蓍草、肉桂、鼠尾草等等。
在選擇精油的時候，請務必諮詢有經驗的芳療師。

乳癌會如何治療呢？

- 開刀
- 化療
- 放療
- 荷爾蒙療法

進行放射性治療

大約在放射性治療開始前的兩到三週，可以用保養性植物油為皮膚做準備，以迎接這個將給皮膚帶來極大壓力的治療。也可以每日服用一茶匙的沙棘果油作為補充品，一方面保護身體，另一方面也能增強免疫力。關於放射性治療前的準備，以下這個配方已證明有效，可以每天塗抹相關手臂至少兩次。同時也能用此配方處理其他淋巴問題。

淋巴滯留照護油

夏威夷堅果油	60 ml
荷荷芭油	40 ml
歐白芷根	5 滴
葡萄柚	10 滴
永久花	5 滴
墨西哥沉香	6 滴
香桃木（Myrtus communis）	8 滴

放射性治療期間應停用。

放射性治療後

通常皮膚在做完放射治療後會嚴重受損，同樣應該使用保養油。通常油露噴霧很適合在這個時候用，借助好的植物油，皮膚和黏膜都可以快速的再生。另外，可以服用膠囊形式的石榴籽油，沙棘果油或是月見草油。也能自製這些膠囊，藥局買得到空的明膠膠囊。

子宮肌瘤

年紀介於三十五到五十五歲的女性當中，子宮沒有長肌瘤的人還真的不多。肌瘤通常是結締組織和平滑肌的良性增生物，一般來說生長速度緩慢。如果沒有造成疼痛的話，也不是一定得治療；就算肌瘤真的有問題了，治癒率也很好。肌瘤不是癌症！

肌瘤的不同好發部位

肌層間肌瘤

最常出現的肌瘤，長在子宮壁裡頭。

黏膜下肌瘤

朝向子宮空腔隆突出去，形狀大小各異；這類的肌瘤可能會帶柄狀結構。

漿膜下肌瘤

長在子宮外壁的肌瘤，以一條細細的管狀柄與子宮連在一起。這樣的肌瘤可能環繞著自己的柄，肌肉收縮就可能會引發劇烈疼痛。

子宮頸肌瘤

長在子宮頸上，相當少見。

闊韌帶肌瘤

長在用來固定子宮的韌帶上，也同樣少見。

當然肌瘤也可能會造成不適症狀，端看長在哪裡和大小。這些不適包括下腹的疼痛及壓迫感、腹部可見的突起、性交時疼痛、經血量多或經痛、經期時間加長、排尿問題、甚至有可能造成不孕、懷孕併發症或流產。遇到這種情況，醫師會告知可能的治療方式。

子宮頸癌

我們已經知道人類乳突病毒（human papillomavirus）是子宮頸癌的主因，這個病毒究竟是什麼？在顯微鏡下的人類乳突病毒看起來很小，要在電子顯微鏡下才能看清它的樣貌，主要是由遺傳物質所構成，並擁有一個蛋白質保護膜，就像所有病毒一樣，它無法進行自體新陳代謝。

並非所有這類病毒都和癌症有關聯，只有那些所謂的高危險型病毒株才是如此，例如HPV16和HPV18。它們若引發了慢性感染，便會促使子宮頸發生癌前病變[5]。

科學家們在檢驗取自子宮頸癌的腫瘤細胞時，幾乎在所有的細胞裡都發現到這種病毒。我們往往在人生中某個時候感染了此病毒，但大部分人的健康不會因而產生負面影響。不過對少數女性卻不是如此，從感染到出現子宮頸癌，通常要花超過十五年的時間。早期檢測能發現可能已經出現的癌前病變，並施予良好的治療。

5｜審訂註：HPV 九價疫苗（Gardasil-9）可以預防 HPV16 和 HPV18 感染，目前在台灣已上市。

有一些因子會提高罹患子宮頸癌的風險

- 抽菸（舉例來說，子宮頸黏膜裡常常會發現菸草中致癌性的降解物）
- 陰部感染到藉性行為傳播的病原體，如單純皰疹病毒或披衣菌。
- 子宮內膜炎
- 多次懷孕及分娩（七次以上）
- 超過五年不間斷的服用荷爾蒙避孕藥
- 很早就開始有性行為
- 頻繁更換性伴侶
- 免疫系統虛弱

預防

首先是要接種HPV疫苗，它能降低罹病風險。不過大部分的情況下，這疫苗只能保護我們免於步入癌前病變，而且該在發生第一次性行為以前接種。使用保險套同樣能夠降低感染風險。

確診得了癌症，我們能做些什麼？

通常確診為癌症時，就像是整個人被擊潰。首先要做的，就是幫助自己再次紮根、站穩腳步。在這件事上，精油能提供非常好的協助。

遠方之光紫根按摩油

- 甜杏仁油／杏桃核仁油……30 ml
- 檀香……1 滴
- 蒸餾的大馬士革玫瑰……2 滴
- 暹羅安息香……1 滴
- 葡萄柚……2 滴
- 甜橙……6 滴

可以作為身體用油。

內在不平靜時的塗敷油

- 聖約翰草浸泡油……1 湯匙
- 香蜂草……1 滴
- 血橙……2 滴

塗抹在下腹及太陽神經叢，放上溫暖的羊毛枕，放鬆休息至少半小時。

穩住自己的身體噴霧

- 甜橙……8滴
- 真正薰衣草……2滴
- 檀香……2滴
- 依蘭……1滴
- 伏特加……10 ml
- 玫瑰純露……90 ml

將精油與伏特加混和，連同純露倒入噴霧瓶裡。

Section 4

女性常見的不適問題集

不要躲避你的過去，
否則你有可能會變得看不清現在。

無法入睡或淺眠

人生有一大部分時間是在床上度過，有個算法是人一生大約有二十四年半的歲月花在睡眠上。然而，每兩個女人和每四個男人中，就有一人會抱怨自己不好入睡，其原因多半是工作帶來的壓力，以及家庭或健康方面的問題。想想看，自己的睡眠情況又是如何呢？如果睡不好，其實我們能改變的有很多。

由壓力和不安情緒所引發的睡眠困擾，可使用替代療法的助眠方式6及自然療法來減緩和消除。造成內心興奮和躁動不安的活動，夜晚都該避開。像是一直工作到上床睡覺的時間、聚精會神的討論問題等等，會導致不自覺的內在緊張，容易妨礙入睡。

來看一下經絡醫學的臟腑時鐘，晚上會受影響的臟腑系統：

21:00 – 23:00
三焦經
（甲狀腺屬其中）

23:00 – 01:00
膽經

01:00 – 03:00
肝經

03:00 – 05:00
肺經

6 | 審訂註：例如服用益生菌或花草茶等等方式。

這跟睡眠又有什麼關係呢？

根據觀察，有個特別引人注意的現象，介於四十至七十歲間同時甲狀腺失調的女性，也正受睡眠失調之苦。甲狀腺失調會讓我們無法達到真正需要的休息量。

如果我們因錯誤飲食或膽結石，而產生了膽囊或肝臟問題，也會發生類似無法休息的情況。

另外是我們正在重感冒時，比如氣管炎，大概也會在凌晨三到五點之間醒來，這正是肺經運作的時間。

許多累積多年的習慣和想法，也常常造成壓力而影響睡眠。人心其實渴望找到內在的平靜，越是尋求外在的娛樂消遣，越難靠近內在以及安穩的睡眠。當我們夜裡躺在床上輾轉難眠，心裡也焦躁不安時，不如就起身做點什麼，可以整理東西或者閱讀，也可以吃點宵夜喝點飲料。等到出現疲累的感覺，才再次上床睡覺。當夜幕低垂，躺在床上卻異常清醒時，不妨這麼想：「多棒啊！我可以躺著，還不必起床呢」，然後享受這份放鬆的躺臥時光。

有件重要提示，臥室和睡覺處應遠離干擾。遠離干擾這個概念，指的不僅是地下水流或地球磁場，臥室裡物品所帶來的影響也同樣重要。我們沒有什麼有效的屏障可對付地球磁場的影響，唯一經過實證的好辦法是把那些干擾物品從臥室移出去，將床放置在光線柔和不刺眼、感到舒適的方位。

盡可能減少會帶來心理壓力的物品，例如銀行文件夾、記帳單據及類似的東西，別讓思緒繞著工作轉，這也會妨礙睡眠休息。

室內溫度、燈光、噪音程度都能大大影響睡眠。臥室的擺設要盡可能舒適愜意，附帶一提，妳的床真的只該用來睡覺！在我們的成長過程中，身體建立了留在床上和睡眠狀態間的連結，身體會自動反應躺上床鋪這件事，因而提高入睡的準備狀態。基於這個原因，應該要避免在床上工作、看電視或是吃東西，否則我們的身體會忘記床和睡覺間的連結。睡前儀式或許會帶來幫助。關於平日累積的壓力，我們時常忘了要做些事來好好消化，然後就把壓力帶上床了！或許可以在睡前寫一點日記，為一天的忙錄做個總整理、或者將想法留在裡面。效果會非常神奇！

不規律的睡眠時間，往往也是失眠困擾的原因。在睡眠狀況和入睡上，荷爾蒙再度發揮了影響力！作為腦內的神經傳導物質，褪黑激素是三種可直接互相搭配作用的荷爾蒙之一。褪黑激素由松果腺製造，是睡眠荷爾蒙。身體會在睡眠時釋放出褪黑激素，並且一直持續製造，好讓我們熟睡。

等我們清醒時，腎上腺皮質會製造可體松。我們需要可體松來獲得白天必要的能量，完成一日的活動。白天時，身體在正常情況下也會製造血清素，血清素被稱作幸福荷爾蒙，當陽光照在視網膜上的時候，會有一股神經衝動傳到腦裡，身體就開始製造血清素了。這三種荷爾蒙，可以藉由精油激勵身體製造。

如果煩躁不安和神經緊張導致失眠，薰衣草可以派上用場。

在薰香燈上滴幾滴薰衣草精油，就能發揮鎮定安撫和放鬆的效果。

飲用一杯薰衣草茶，同樣能幫助放鬆入睡。

在臥室放一小瓶薰衣草精油，睡前滴兩滴在面紙或手帕上，放在枕頭旁。

若不喜歡薰衣草，血橙精油也能帶來同樣的效果。

注意！挑選精油時應留意來源及品質。

香蜂草同樣能發揮良好安撫鎮定效果

香蜂草出現在許多不同藥草製劑的成分裡，除了藥草茶飲也可以做成香蜂草藥酒（Melissengeist）來服用。要做一杯鎮定藥草茶飲，請用一湯匙香蜂草葉，倒入熱水浸泡五分鐘，過濾後趁熱喝。

中世紀時期，人們發現蛇麻花可做為助眠劑。

十八世紀末期的人們會用蛇麻花枕，再搭配服用纈草根萃取液，作為天然助眠劑和鎮定劑。入睡前用芬芳的浴鹽泡澡，泡完後來上一杯助眠茶，直接上床睡覺。

入眠好幫手藥草浴包

香蜂草葉……1湯匙
玫瑰花……1湯匙
薰衣草花……1湯匙

將花材裝進小布袋，浸泡在溫暖的泡澡水裡，迷人的香氣令人放鬆。給自己充分的時間泡澡，播放一點喜歡的音樂，也許會感覺到，頸間的壓力慢慢散去。

不再睡不醒滾珠瓶

荷荷芭油……5 ml
桉油醇迷迭香……2滴
葡萄柚／檸檬……2滴

早上總是很難起床的時候，把這組配方裝進滾珠瓶，然後放在床頭櫃，讓香氣協助妳起床。

生命是受苦、疾病、疼痛，
而且也太短暫！
——伍迪．艾倫（Woody Allen）

Das Leben ist Leid, Krankheit,
Schmerz - und zu kurz ist es auch!

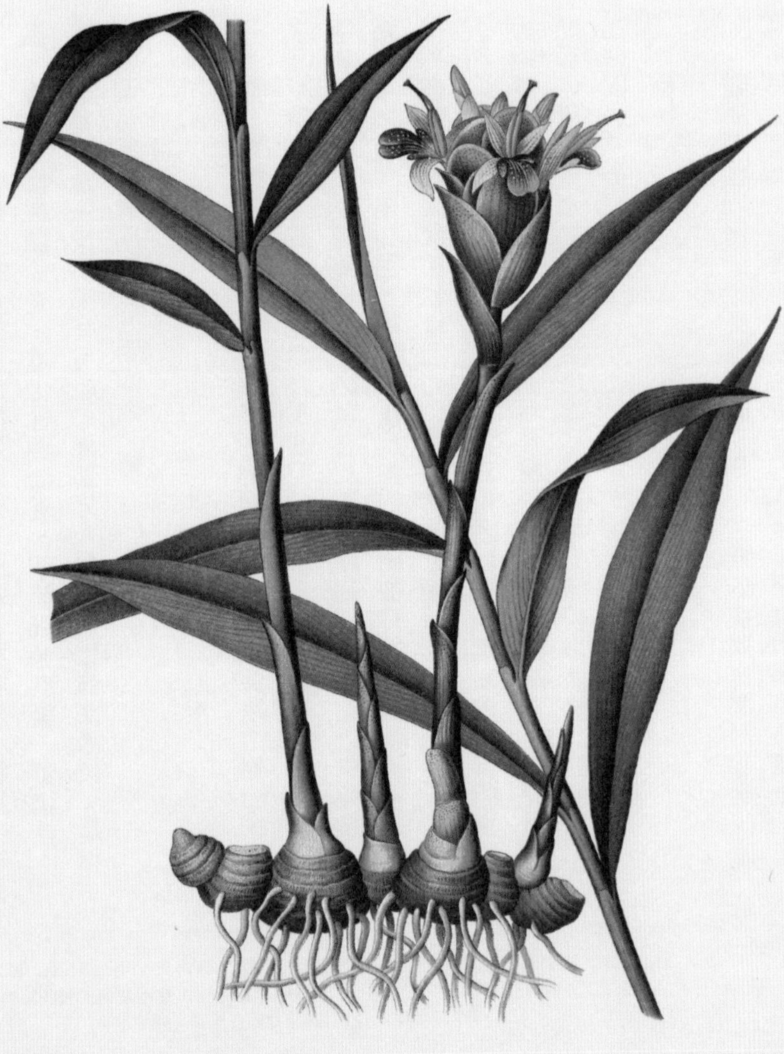

關節疼痛

關節疼痛總是反覆發作，特別在天氣變化的時候。這類疼痛可能有許多原因，通常是由於關節磨損。不過也可能是滑囊炎、痛風、慢性多發性關節炎、退化性關節炎、關節細菌感染、萊姆病[7]等等，甚至連牛皮癬都有可能。大部分人會有退化性關節炎，最糟的情況可能演變成多發性關節炎。

退化性關節炎是一種非發炎性的關節疾病，主要是由關節軟骨的退化而引起，這是關節疼痛最常見的原因。當膝關節、髖部、和手指小關節感到疼痛時，原因就在於軟骨組織和關節附近骨組織的新舊替換過程出問題，軟骨新舊代謝的平衡被打亂了，軟骨物質減少的速率增快。關節軟骨因而變得粗糙，並逐漸退化。發生這種狀況時，身體會試著自我修復，開始在關節附近製造新的軟骨組織和骨組織。隨著病程的進展，有可能會導致軟骨完全喪失，或是發生關節內膜炎或產生囊腫。治療重點是盡可能減輕患病關節的負擔，並採取消炎措施。

類風溼性關節炎是身體發炎疾病，主要的症狀是關節發炎，有可能只是發炎性的關節腫脹，也有可能發展到患病關節的壞死。造

7｜譯者註：萊姆病（Borreliose，英文 Borreliosis, Lyme Disease）是由被伯氏菌感染的壁蝨叮咬所引發，其症狀之一為關節炎。

成發病的原因尚不清楚。感染有可能是促使疾病發作的原因，不過這點尚未證實。免疫系統基於某種到目前仍未知的原因出現失調現象，體內會製造引發關節內膜發炎的訊號物質，這種發炎會引起關節內膜增厚，長出類似腫瘤的組織蓋滿軟骨，並將之摧毀。

因痛風引起的關節疼痛是一種針對關節內／關節周圍的尿酸結晶堆積，產生的發炎反應。主要原因是血液中的尿酸含量過高。

原發性痛風是天生的新陳代謝失調而引起。

次發性痛風大多是其他疾病，或是不當營養攝取的結果。

急性痛風發作大部分出現在夜晚，患病關節會出現腫脹、過熱、一碰就痛等症狀。大多從大腳趾基部關節開始發作，其他關節也可能對於尿酸結晶產生發炎反應。

慢性痛風則是血液中尿酸的含量持續超過正常值，這時尿酸結晶不只會堆積在關節處，也會在皮膚或器官內，如心臟、心瓣膜、眼睛等，若堆積在腎臟裡，就可能形成結石，進而導致嚴重的腎臟損傷。

關節疼痛舒緩油

聖約翰草浸泡油	30 ml
月桂（Laurus nobilis）	3 滴
芳香白珠（Gaultheria procumbens）	2 滴
桉油醇迷迭香	1 滴

每天一次，塗抹關節患處。

這款配方油僅適合塗抹在疼痛處，不宜全身使用！

注意：高血壓患者請勿使用！

關節痛的照護油

聖約翰草浸泡油	10 ml
白千層（Melaleuca cajeputi）	5 滴
芳香白珠	2 滴
桉油醇迷迭香	2 滴
真正薰衣草	2 滴
葡萄柚	5 滴

每天一次，塗抹關節患處。

注意：高血壓患者請勿使用！

一般和特定類型的疼痛

疼痛有許多不同的樣貌，不過我們會很慶幸家裡備妥了幫得上忙的產品。

常備疼痛緩解按摩油

甜杏仁油……30 ml
荷荷芭油……20 ml
醒目薰衣草……3 滴
杜松漿果（Juniperus communis）……2 滴
桉油醇迷迭香……2 滴
葡萄柚……5 滴

緩解日常疼痛按摩油

聖約翰草浸泡油……20 ml
杜松漿果……4 滴
真正薰衣草……1 滴
葡萄柚……3 滴

舒緩偏頭痛藥草茶飲

旋果蚊子草（Filipendula ulmaria）……**4份**
胡椒薄荷藥草（Mentha piperita）……**5份**
混合成一副配方藥草

配方藥草1茶匙
↓
用250ml熱水沖泡
↓
浸泡8-10分鐘
過濾後趁熱喝

每天一到兩杯。（也可一天兩次，一次服用十滴小白菊酊劑[8]）

全效抗頭痛隨身滾珠瓶

荷荷芭油……**10ml**
快樂鼠尾草……**3滴**
葡萄柚／血橙／佛手柑……**6滴**
穗甘松／岩蘭草……**1滴**

可放在手提包裡，頭痛時趕快塗在脈搏處，這香氣能幫助瀕於混亂的情緒回到平衡狀態。

另一種處理頭痛的方式

前面我們提過，頭痛會在月經來潮時出現，當然也會因為其他原因而發生。

8｜編註：小白菊酊劑可參考第二章036頁配方「經期頭痛小白菊酊劑」。

沒有肚子的女人就像沒有星星的夜空。
——阿拉伯諺語

有時候，用一塊冷敷料往往就能夠減緩頭痛了。或者用一滴檸檬精油在掌中勻開，並溫和的按摩頭部，大多也能立即見效。

我們可以這麼做：

1 將1滴檸檬精油在手掌勻開，深深嗅聞。

2 將手掌貼放在太陽穴上，再次深呼吸，接著用手從太陽穴位置向下滑撫至頸部不按壓。

3 讓一隻手留在頸部，另一隻手則放在額頭上，深呼吸。依序重複做幾次，頭痛就算沒有消失，也很快就會減緩下來。

試試看吧！

討人厭的主題「體重」

我認識的女人中，沒有任何一位未曾在生命裡與體重問題糾結過。大部分是體重過重，少數人過輕。我自己的體重也是起起伏伏，現在也是偏重。為什麼會這樣呢？大概是十八到二十三歲左右，我有著年輕的理想身材，也保持著對我來說理想的體重，大約是五十公斤。生完第一胎以後，一連好幾個月總覺得自己好腫好胖，不過在哺乳期過後情況有所好轉，我又回到一個自己還能忍受的體重，介於五十到五十四公斤之間。生完第二胎後，很幸運的又同樣回到這個標準。

但是好景不常！準確地來說，事情是從我第二任丈夫的廚藝、加上我的更年期，兩者合作無間開始。此後我持續變胖又變胖，荷爾蒙也貢獻了一份心力，結果現在體重竟比標準多了至少十公斤。雖然我覺得不算糟，卻還是會想偶爾嘗試一下減重食譜，然而就是無法堅持下去。在飲食這方面我似乎有點矛盾，我無法拒絕吃所有美味的、健康的食物。

我想應該有很多女性的經歷跟我很像吧？我們下定決心要減肥，也習慣某種減重食譜，辛辛苦苦地餓到瘦了三公斤，通常還看不出來，最後結果就像溜溜球一樣，一停掉減重飲食，這三公斤又馬上回身上了，還是堆在我們真的最不想要的地方！

因此我為自己下了決定，要忠於身體現在的樣子。當我清楚知道自己的身體健康，而且沒有營養過度；體重過重在我這個年紀，經常真的是荷爾蒙所造成。想像一下每天午餐過後的情景，突然變得疲累、覺得沒勁，覺得嘴饞想吃點甜食或是強烈渴望喝到咖啡。這背後的元兇是體內血清素含量降低，血清素是一種神經傳導物質（訊息物質）或是一種荷爾蒙，除了在中樞神經系統出現，也散佈在身體裡。影響著對疼痛的感知，睡眠、清醒習慣與情緒狀態。血清素被製造後，會存放在腦幹裡一個叫做中縫核的地方，另外腸胃道的黏膜內也能發現大量的血清素。體內的血清素含量一旦降低，人就會變得好鬥、沮喪、或是焦慮。

能做什麼來面對午後疲勞呢？

許多食物裡都含有可製造血清素的原料，可以採取這種間接的方式，來刺激身體製造血清素。特別是指碳水化合物含量豐富的菜色，精油也可以稍微保護我們，避免過度攝食巧克力。

取代午後甜點的擴香配方

暹羅安息香	1滴
橙花	1滴
甜橙	2滴

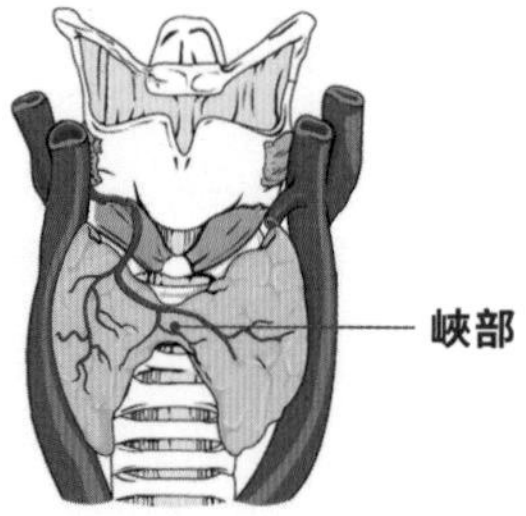

甲狀腺

甲狀腺位於頸部喉嚨下方，可分為左右兩葉，由峽部（像個小橋）相互連接。甲狀腺組織由含有小濾泡的甲狀腺細胞所組成。這些濾泡內有名為甲狀腺球蛋白的液體，是碘和酪胺酸的合成物。甲狀腺素（T4）和三碘甲狀腺素（T3）便儲存在濾泡內。甲狀腺會從血液循環中吸收必要的碘，用來製造這些激素。這些甲狀腺激素是脂溶性，能夠擴散進入血液中，以此影響人體的新陳代謝。

甲狀腺激素的製造由甲狀腺刺激素（TSH）控制，甲狀腺刺激素會釋放又連繫到下視丘的促甲狀腺激素釋放激素（TRH）。當甲狀腺激素濃度升高時，便會抑制釋放激素的製造；若低下，釋放激素的生產便會再次啟動。

甲狀腺濾泡被一個血液循環良好的結締組織包繞起來，這些濾泡之間有著所謂的C細胞[9]，會分泌胜肽類荷爾蒙降鈣激素（Calcitonin），藉由影響骨骼組織來降低血液中鈣的含量。

副甲狀腺

副甲狀腺是四顆小小卵圓形的腺體，內嵌在甲狀腺後方，由緊密的組織組成。它們會分泌副甲狀腺激素（Parathormon），提高血液中鈣的濃度。副甲狀腺與甲狀腺的細胞共同調節血液的鈣濃度。

9｜譯者註：即濾泡旁細胞

甲狀腺機能低下

基礎代謝率會嚴重低下，體溫降低，心跳頻率也較低，動脈血壓（收縮壓）降低，人很快變得疲倦，常常還會有臉部腫脹的現象，往往會先從沉重的雙眼辨識出這個疾病。若罹患甲狀腺機能低下，塗抹用的保養油有時候能幫上忙。

甲狀腺機能低下保養油

檸檬……1 滴
桉油醇迷迭香……1 滴
甜杏仁油……10 ml

混和均勻後使用，使用時將油輕柔地塗抹在脖子上按摩。

甲狀腺機能亢進

患甲亢的人基礎代謝率會加速，身體會變得過度活躍，體溫上升；體內胺基酸分解加速，因此人會變瘦；血糖值上升，絲毫不覺得疲倦，帶來的後果則是情緒不穩定。

提升甲狀腺機能保養油

瑞士石松（*Pinus cembra*）……1 滴
真正薰衣草……1 滴
葡萄柚……2 滴
荷荷芭油……10 ml

混和均勻後使用，使用時將油輕柔地塗抹在脖子上按摩。

notes

遇到任何無法釐清的症狀時，要特別做一次甲狀腺檢驗，並確認下列的荷爾蒙數值：

- **甲狀腺刺激素（TSH）**
- **三碘甲狀腺素（T3），同時檢驗游離三碘甲狀腺素（freeT3）**
- **甲狀腺素（T4），同時檢驗游離甲狀腺素（freeT4）的濃度**

此外也應進行甲狀腺的超音波檢查。

甲狀腺平衡保養藥草茶飲

香蜂草……1份
漢紅魚腥草（Geranium robertianum）……1份
歐益母草（Leonurus cardiaca）……1份
混合成一副藥草茶配方

配方藥草 1 茶匙
↓
用 250ml 熱水沖泡
↓
浸泡 10 分鐘
過濾後趁熱喝

每天飲用兩杯。另外，遇到甲狀腺腫大的情況，或許金縷梅軟膏能幫得上忙。

橋本氏甲狀腺炎（Hashimoto's disease）

也稱橋本氏症，是一種自體免疫疾病，會引發甲狀腺的慢性發炎。可能伴隨著甲狀腺變大，即甲狀腺腫大，但也有可能發生甲狀腺變小的狀況。長時間患此疾病會造成甲狀腺機能低下，部分甲狀腺組織會被破壞掉。這雖是一種無法治癒的慢性病，不過確診後還是可以控制。

人們猜測橋本氏症可能是一種遺傳性疾病，不過也有可能因為壓力、病毒感染（傳染性單核白血球增多症、帶狀疱疹），或是腎上腺問題而產生。

不只有橋本氏症會攻擊甲狀腺，葛瑞夫茲氏症（Graves' disease）也會，這也是一種自體免疫疾病，會導致甲狀腺激素過度製造。罹患任何甲狀腺疾病大概都無法避免藥物治療。荷爾蒙不只在更年期及停經後影響我們健康，也會因影響甲狀腺而引發的疾病，嚴重到衝擊家人的日常生活，甚至更致命的結果。

膀胱炎

女性很容易患上膀胱炎或尿道炎，如果觀察女性的解剖構造，就會發現女性的尿道天生比男性的要短，尿道口非常靠近陰道，而且肛門也在附近。

膀胱發炎的各種可能原因

- 使用含過量香精的清潔用品並過度清潔
- 錯誤的私密處清潔，也可能導致感染大腸桿菌
- 荷爾蒙平衡變動，特別在更年期
- 陰道發炎
- 劇烈性行為的物理性刺激（蜜月膀胱炎）
- 懷孕因素的膀胱壓迫

膀胱發炎的症狀

- 頻頻有尿意
- 疼痛
- 排尿時燒灼感
- 血尿
- 發燒

膀胱發炎的急救措施

- 飲用大量水分（蕁麻茶、蔓越莓汁、水），徹底沖洗排尿相關器官。
- 減少壓力、休息
- 立即換掉潮濕泳衣；避免坐在冰涼的地面上；注意保暖。

膀胱炎照護油

- 甜杏仁油……50 ml
- 沉香醇百里香……3滴
- 白千層……3滴
- 松紅梅……3滴
- 檸檬……2滴
- 澳洲尤加利……3滴
- 真正薰衣草……4滴

均勻混和在深色瓶子裡。塗抹下腹區及背側腰區，每日兩到三次。

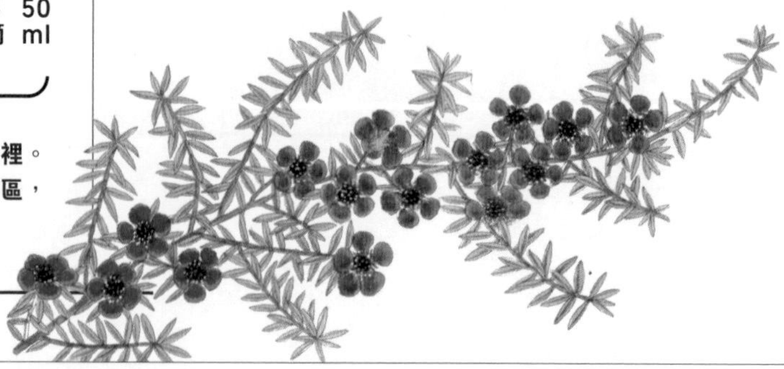

膀胱炎的植物安撫照護

油敷料 在一湯匙植物油中滴入兩滴精油，浸潤在一塊預熱過的敷料後，貼敷在下腹，敷料上放一條棉質毛巾，再蓋一條羊毛巾。保持平躺，直到敷料溫度變涼為止。

坐浴 可使用佛手柑精油坐浴（以奶精球乳化在溫水裡）。由於內含抑制發炎的物質，佛手柑能對泌尿道帶來特別好的效果，能相當快速減輕症狀。

藥草茶飲 膀胱炎不適時，飲用藥草茶也有幫助，能盡量沖洗腎臟和膀胱。一般建議提高液體攝取量，每天2至3公升，飲用藥草茶也能幫助飲水增量。可購買現成的茶飲配方，也能從下列效果出色的藥草中挑選適合自己的配方：蕁麻、一枝黃花、熊果（Bärentraube）、白樺葉（Birkenblätter）、問荊（Ackerschachtelhalm）、還有多刺芒柄花（Hauhechel）的根和紫錐花（Echinacea）。

漏尿

遇到漏尿的女性遠比想像的多，這種不受控的排尿行為是大多數人不想談論的事，也可能會導致身體、心理和社會關係上的受限！現在，真的不必為此而尷尬了！這個症狀牽涉到膀胱肌、膀胱括約肌、和骨盆底肌，以及是否能確保膀胱的控制正常運作。

何時會不自覺漏尿呢？

- 腹腔壓力增加
- 打噴嚏、咳嗽、舉重物時漏尿
- 跑步和爬樓梯時漏尿
- 行走時就會漏尿
- 膀胱滿脹時的滿溢性尿失禁
- 急迫性尿失禁（突然尿急並且不自覺的排尿，特別是在雌激素缺乏、黏膜產生變化的情況下，也會發生在中風後或是患腫瘤時。）

最常見的形式是腹腔壓力性和急迫性尿失禁，或是兩者混合型。

這個情況，訓練骨盆底肌特別有幫助[10]。好幾年前就已經有為此目的而特別設計的訓練用具，我覺得這用具整體看起來就像一個沒有震動功能的情趣震動器。搞不好情趣震動器也能幫助訓練骨盆底肌呢！

10｜審訂註：台灣常見的治療方式，在尿動力檢查後，循序漸進的練習凱格爾運動，G 動椅、陰道雷射或 TVT-O 手術等。

靜脈曲張和痔瘡

不只女性會遇到靜脈曲張的問題，這裡想特別談談如何用精油來處理靜脈曲張和痔瘡。被撐大的表層靜脈稱為靜脈曲張，在這些靜脈患處可能會形成血栓，也可能發生例如靜脈性潰瘍的狀況。痔瘡是位於直腸下端的靜脈血管腫脹，當這些血管向下移動或是擴張時，就可能導致肛門的搔癢和灼燒感，也會在排便時流出鮮紅色血液，嚴重情況下還會疼痛。

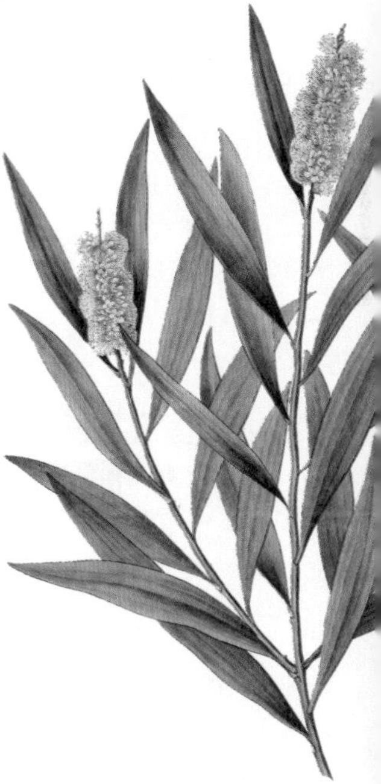

靜脈曲張和痔瘡用精油

絲柏（Cupressus sempervirens）
維吉尼亞雪松（Juniperus virginiana）
玫瑰天竺葵（Pelargonium graveolens）
葡萄柚（Citrus paradisi）
香桃木（Myrtus communis）
真正薰衣草（Lavandula angustifolia）
杜松漿果（Juniperus communis）
白千層（Melaleuca cajeputi）
西洋蓍草（Achillea millefolium）
德國洋甘菊（Matricaria recutita）
羅馬洋甘菊（Chamaemelum nobile）

實證靜脈曲張和痔瘡按摩油

- 金盞花浸泡油……20ml
- 維吉尼亞雪松……2滴
- 真正薰衣草……1滴
- 葡萄柚……3滴

均勻混和在深色瓶裡，需要時塗抹。

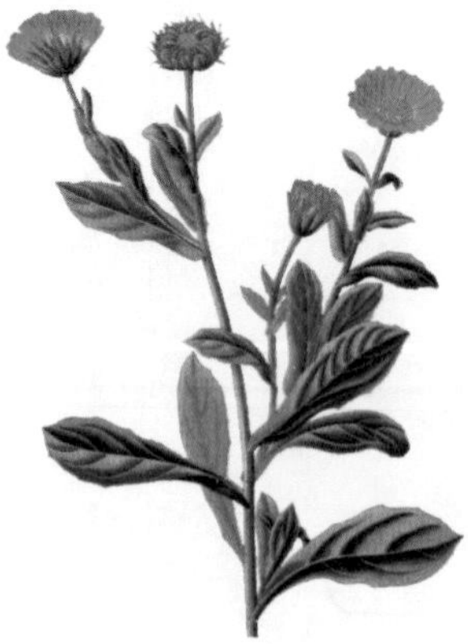

抗慢性痔瘡藥草茶飲

- 西洋蓍草花……3份
- 蕨麻（*Argentina anserina*）……3份
- 德國洋甘菊花……2份
- 甜茴香碎籽……1份

混合成一副藥草茶配方

配方藥草1茶匙
用250ml熱水沖泡
浸泡8分鐘
過濾後趁熱喝

每天一到兩次，每次一杯。

痔瘡舒緩香膏

- 乳油木果脂……20公克
- 聖約翰草浸泡油……20 ml
- 蜂蠟……2公克
- 玫瑰天竺葵……1滴
- 杜松漿果……1滴
- 真正薰衣草……2滴
- 絲柏（Cupressus sempervirens）……1滴
- 葡萄柚……3滴

將果脂、油與蜂蠟慢慢融化在一起，再加入精油，充分攪拌後裝入小罐子。需要時塗抹。

靜脈疼痛奶酪渣冷敷法（Topfenwickel）

- 真正薰衣草……5滴
- 絲柏……6滴
- 檸檬……7滴
- 金盞花浸泡油……20 ml
- 奶酪渣（Topfen）……250公克

將精油與植物油調和後倒入軟乾酪

調勻的敷料塗在腿上（一半就夠）

用濕潤的手帕蓋上靜敷約20分鐘（變暖前要移除）

剩下的敷料可保存在冰箱隔日使用

坐月子期間小腿部不適時也可以使用。

靜脈流動保養油膏

- 椰子油……25公克
- 荷荷芭油……10 ml
- 蜂蠟……3公克
- 絲柏……1滴
- 檀香……2滴
- 真正薰衣草……1滴
- 檸檬……2滴
- 葡萄柚……3滴

將椰子油、荷荷芭油、蜂蠟隔水加熱融化，離火後再加入精油，製作超容易！每天早晚用這款油膏（質地應該相當軟）以不施壓方式由下到上塗抹腿部。

請你的大臉別靠近，別親，請別親！

——路得維希．赫希（Ludwig Hirsch）創作歌詞

bitte komm nicht näher mit dein' riesengroß'n G'sicht,
nicht küssen, bitte nicht küssen!

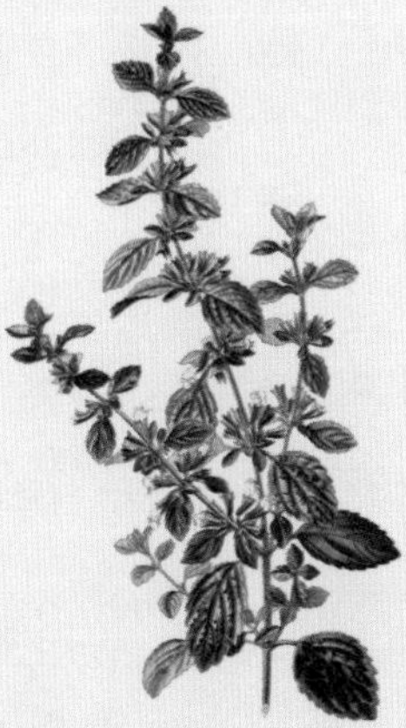

唇疱疹

噢！請勿接吻！在我們最不想要的時候，就在嘴上冒出來了！不過它是怎麼來的？又為何會發作呢？

疱疹（herpes）這個字是從希臘文來的，意思是慢慢爬行。單純性疱疹是由病毒引起的疾病，往往在我們還年幼時就已感染到，大約有三分之一的人在五歲前就接觸到這種病毒。

疱疹病毒常常能在人體內潛伏好多年，單純性疱疹依靠神經細胞而活，與我們共存著。某一天，在嘴唇的一處開始微微疼痛，不到幾個小時，唇疱疹就已經冒出來了！如果疱疹病毒（HSV-1）進入口腔裡，主要會駐留在口腔黏膜和唇黏膜上。在疱疹裡增生的病毒會被抗體抵擋掉，然而並不是全部的。當我們身體或心理有狀況的時候，可能會再次引發唇疱疹，誘發因子可能是紫外線、發燒、或是免疫力低下，隨年紀而改變的荷爾蒙可能也有影響。

因此，下次唇疱疹發作時：請勿接吻！

儘管如此，還是有預防的方法。我特地設計出一個對付單純性疱疹的唇部香膏配方。

唇疱疹預防保養香膏

乳油木果脂	20公克
蜂蠟	1公克
月見草油	6公克
玫瑰果油	6公克
花生油[11]	8公克
白千層	4滴
檀香	4滴
檸檬	6滴
真正薰衣草／醒目薰衣草	2滴
桉油樟（Cinnamomum camphora ct.cineole）	3滴
香蜂草	3滴

將蜂蠟、花生油在隔水加熱鍋裡融化，離火後拌入乳油木果脂、月見草油、玫瑰果油，再加入精油，儘快分裝進小罐子裡。使用時機是有感染病毒前兆時。當唇疱疹急性發作時，照護方法應以香蜂草純露沾濕敷料貼敷在患處，痊癒後才用香膏保養受傷的皮膚。

生殖器疱疹

單純性疱疹病毒（HSV–1）的兄弟是生殖器疱疹病毒（HSV–2）。

一般來說人們都是透過性接觸被傳染到這個型態的疱疹。病毒會移居到生殖器官的黏膜和上皮細胞處，再透過這個部位的神經細胞慢慢爬行到下背部區。這種病會反覆發作，發作頻率會隨著時間下降。染病後可能會在懷孕期間或是分娩的時候把病毒傳染給孩子。生殖器疱疹出現的方式和唇疱疹一樣，一開始覺得皮膚繃繃的，感覺好像發炎，再來疱疹就出來了。

11 | 審訂註：堅果過敏者需避開花生油，可使用甜杏仁油、荷荷芭油替代。

香蜂草純露

這時能再次提供迅速又可靠的協助，用香蜂草純露製作一片濕潤的敷料，可以鎮定躁動的皮膚，使用這個方法，很多時候疱疹根本不會冒出來。

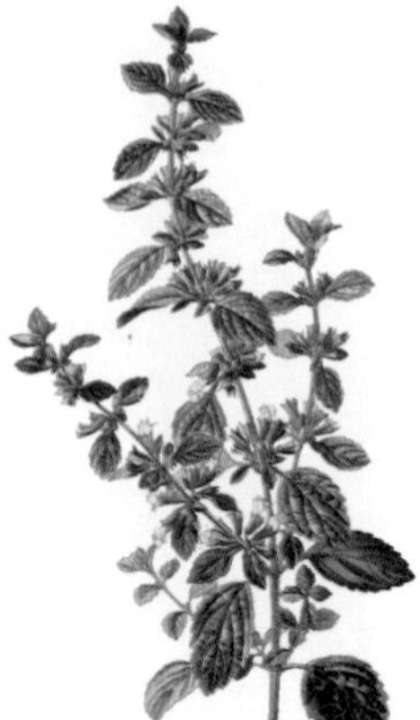

帶狀疱疹

疱疹兄弟會裡還有一個親戚：水痘帶狀疱疹病毒，會引起帶狀疱疹和水痘。得到水痘的通常都是小孩子，病毒由呼吸道進入體內繁殖，接著就進入血液裡，最後在皮膚上形成發癢的小疱，隨著時間經過而痊癒。如果在孩童時得過水痘，以後就幾乎不會再得到。然而這病毒卻會留在體內，就像他的親戚們，可能會休眠幾十年。

再次活躍起來，大多是以帶狀疱疹的方式出現，這時某個特定的皮膚區塊會出現發痛的疹子。這種病毒會很靈巧的沿著某一條背部神經傳播出去，不一定是哪一條皮節（dermatome），不過可以從受影響的部位去推斷出來。人一生有可能被帶狀疱疹多次侵襲。

佛座蓮汁液

可以切下一片佛座蓮（Sempervivum tectorum）的葉子來用，它的汁液能夠鎮定並緩解發炎。只要將汁液擠出滴落在患部即可。

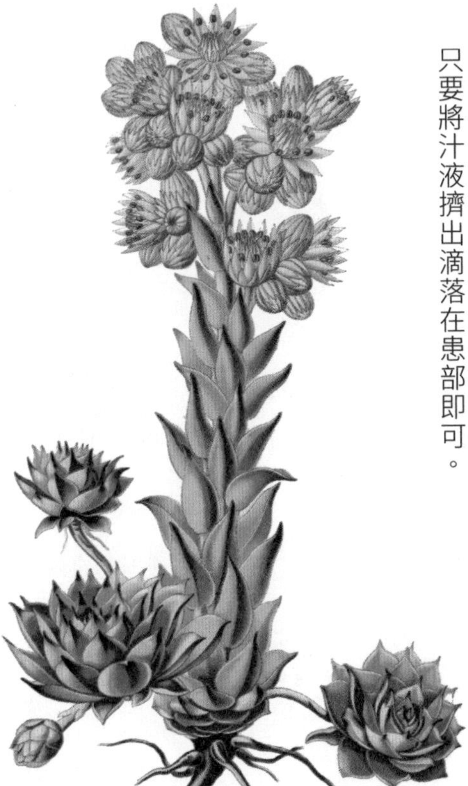

帶狀疱診急救用油

桉油樟……10滴
聖約翰草浸泡油……1湯匙

輕輕點塗在患處就好。

魅力是美不可見的部分，
若少了它，沒有人能真正美麗。
——蘇菲亞．羅蘭（ Sophia Loren ）

Charme ist der unsichtbare Teil der Schönbeit,
obne den memand weirklich scbön sein kann.

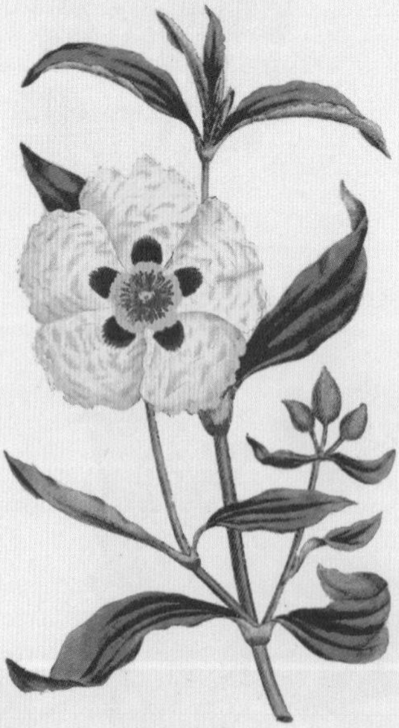

Section 5

美好肌膚的
日常保養與芳香設計

再談一點關於美的事

皮膚是心靈的鏡子，向外展示著內在的狀態；生命留下的痕跡常常很明顯，例如皺紋和斑點；所處的外在環境也會影響皮膚的狀態，正如營養攝取一樣。

皮膚是人體最大的器官，執行許多生理功能，就像是人體防衛的最前線，卻只有局部被我們的衣服保護著。能為自己皮膚做的最好的事，其實很簡單：健康飲食、少壓力、充足睡眠、不菸、少酒，若能參考這些原則執行，應該能擁有美麗的皮膚。話雖如此，實際情況並非總是這樣，不過這些方法必能有幫助。

擁有健康、美麗、均勻膚質的人並不多，但我們的確可以為每種皮膚類型選擇最好的照顧，不過度或是使用錯誤的化粧品。請一定要留心，只選用那些適合自己皮膚類型的保養品；用錯誤的產品清洗皮膚，可能會造成關鍵性的傷害，例如破壞皮膚的酸性皮質膜。

如果要為所有皮膚類型列出完整的產品及保養程序，那將會遠遠超出這本書的範圍。因此我列出這方面的一些書籍及網站參考在本書第五章，提供給讀者。接下來的配方，都是通用且經過驗證有效的。

首先，我還是概述一下不同肌膚類型的差異。每個人皮膚上的酸性皮質膜都有自己特有的組成成分，皮質膜底下的皮膚人人不同，這個概述是幫妳找出自己皮膚所屬類型的小小指南。

正常肌膚

所謂正常肌膚就是一般人的理解，肌膚細緻、毛孔細小、血液循環良好，帶著絲絨般的光澤，而且柔嫩、平滑，這種理想美肌我們很少會見到。要是很幸運地擁有這樣的肌膚，需要的是能同時提供水份和保濕效果的保養品。

乾性肌膚

皮膚通常都有種緊繃感，常常有部位會發癢，乾性肌膚大多是皮膚的酸性皮質膜受到破壞，皮膚喪失過多水分。應該要特別避免含高量酒精和香精成分的化粧品。這類型的肌膚在冬天尤其不舒服，因為天然皮脂的分泌變少、暖氣房內的乾燥空氣，再加上室外的寒冷。需要大量的保養，冬天時特別要加上防寒霜。

敏感性肌膚

通常與乾性肌膚有關。不過，在其他類型的膚質也可能會出現。敏感性肌膚受天氣因素的影響特別明顯，當然，對於含有人工防腐劑或高量酒精的產品也會產生強烈反應。如果妳是敏感性肌膚，可以特別優先選擇月見草油、石榴籽油、玫瑰果油，這些富含活性成份的植物油可以幫助皮膚恢復平衡。

油性肌膚

油性肌膚的皮脂腺製造了過量的油脂，特別是在臉部、肩頸、前胸和頭皮。皮膚上的脂肪膜會干擾血液循環、產生許多痘痘肌的症狀（膿皰、痤瘡），還常常發炎。對於含有酒精的美妝品耐受性非常好，不過留意這些產品含有的脂肪應該越少越好。清爽的乳霜和乳液，對油性肌都能有很好的幫助。

混合性肌膚

混合肌膚主要是指無法完全歸為同一類型的臉部肌膚，通常臉頰是乾性肌膚，而鼻子、下巴和額頭則是油性。這時該怎麼做保養呢？最好的方法是依照各區域的肌膚類型，以適合的方式保養。想要避免長皺紋和降低乾燥程度的區域，就採取滋潤肌膚的保養，在額頭、鼻子和下巴則用清爽的產品。

成熟肌膚

隨著更年期荷爾蒙轉換，我們的肌膚狀態會再次發生變化，會變得更薄、更敏感，通常也會更乾燥。彈性降低、皺紋出現後不再消失。這時外用可以補充保濕度高的產品，飲食上多吃含膠原蛋白、鈣、鎂的食物幫助細胞新生、改善細胞狀態，富含維生素的飲食也該列在平常的菜單裡。不論有沒有皺紋，皮膚就能一直到老都保持著美麗和健康！

一切的美都是對你自身美的認識。

——貝蒂娜．馮．阿爾尼姆（Bettina von Arnim）

Alle Schönheit ist eine
Erkenntnis deiner eigenen Schönheit.

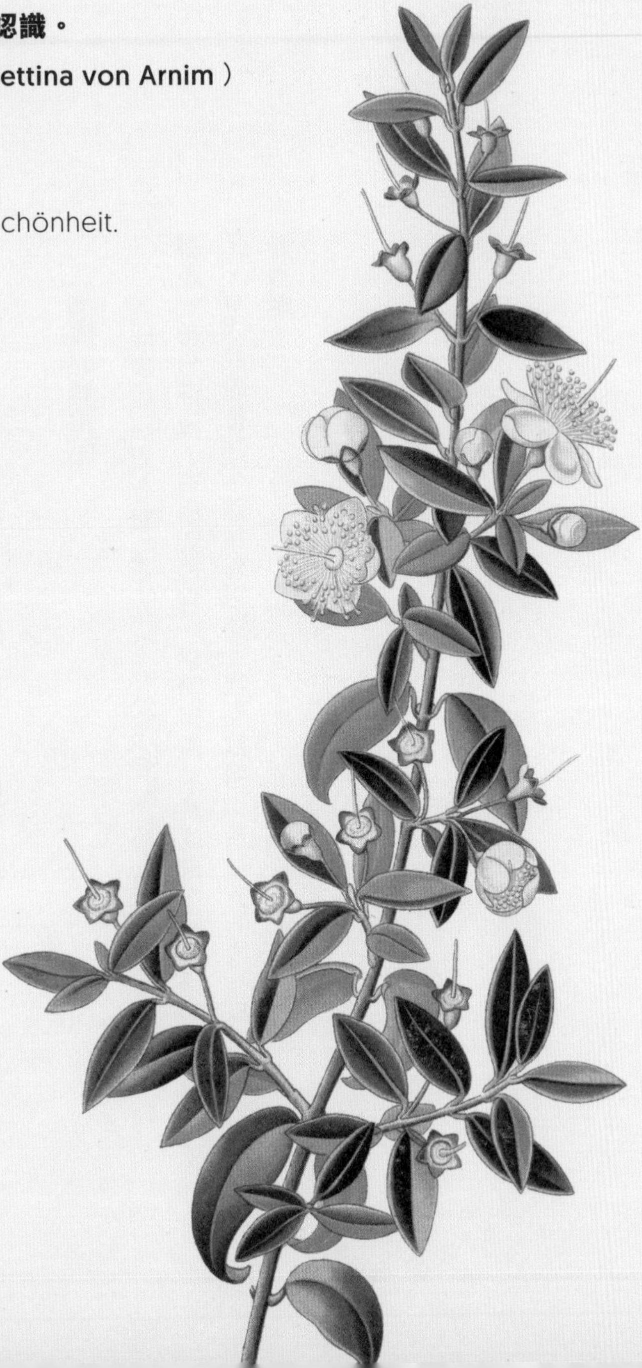

日常保養的芳香設計

目前市面上有很多種防腐劑，有一些的確會引發過敏，我自己每次都只製作少量、幾天內就使用完，因此配方裡並沒有添加防腐劑的指示。很多精油都有抗病毒、抗菌以及抗黴菌的功效，因此根據我的經驗，防腐措施也不是絕對必要。不過製作水相製劑，例如霜、純露噴霧、油露時，有需要還是會建議添加防腐劑。若成分裡有酒精或是甘油，那就不需要防腐，油膏同樣也不需要，因為不含水相成分。提供的香氣配方只是建議，也可以自己發揮創意！

無害的體香劑

一般來說鋁鹽會緊縮汗腺來減少汗液製造，但這種方式只能排乾一部分汗液。有研究發現，鋁鹽可能會造成女性乳房組織的變化。[12]因此體香劑不該含有鋁鹽，我喜歡用一些無害的原料來自製體香劑。

12 | 作者註：www.medizin-transparent.at/brustkerbs-durch-deos.

清新果風體香膏

乳油木果脂……20公克
可可脂……15公克
玉米澱粉……1湯匙
小蘇打……1湯匙
檸檬／佛手柑……5至8滴

乳油木果脂和可可脂隔水加熱融化，接著拌入小蘇打，最後再拌入精油，倒入一個罐子，放涼後再上蓋。

溫柔微風體香噴霧

95％藥用酒精……25 ml
檸檬酸……1小撮
有機防腐劑（Aquakons）[13]……幾滴
檀香……2滴
大馬士革玫瑰……1滴
葡萄柚……6滴
薄荷／茶樹／鼠尾草純露任選……25 ml

混和後最後加入純露，倒入噴霧瓶。

13 ｜審訂註：防腐劑並非必需添加，若無添加時請盡速使用完畢。

度假心情體香噴霧

- 香桃木（Myrtus communis）……9滴
- 醒目薰衣草……3滴
- 檸檬……10滴
- 香桃木純露……95 ml
- 穀物烈酒／伏特加……5 ml
- 有機防腐劑（Aquakons）……幾滴

混和後最後加入純露，倒入噴霧瓶。每次使用前搖勻。

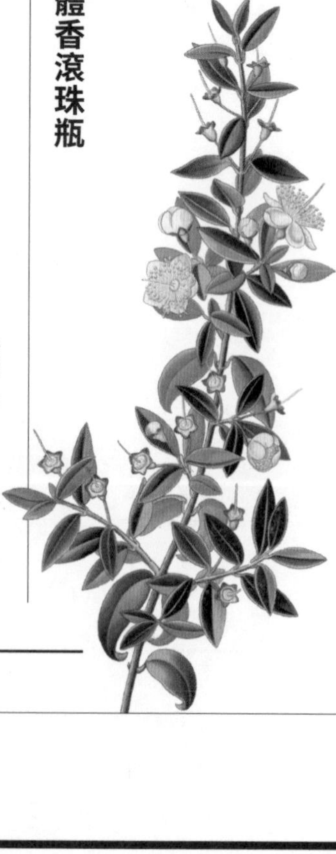

東方風情體香滾珠瓶

- 三仙膠……1小撮
- 酒精……幾滴（用來濕潤三仙膠）
- 蒸餾水……50 ml
- 液態檸檬酸……幾滴
- 廣藿香……1滴
- 依蘭……1滴
- 小花茉莉……1滴
- 血橙……8滴

將三仙膠、酒精、蒸餾水用打奶泡攪拌器攪拌成滑順的膠體。加入幾滴液態檸檬酸、精油，倒入50ml滾珠瓶中即可。

臉部清潔保養

肌膚透亮檸檬洗潔面油

檸檬汁……兩小顆
橄欖油……125 ml

檸檬汁能使皮膚透亮，橄欖油則有絕佳的平衡功效。將檸檬汁與橄欖油混和，使用前搖勻，用化妝棉塗抹在臉上，短暫停留一下再洗淨。

緊實霜感檸檬面膜

蛋黃
蜂蜜……1茶匙
檸檬汁……一點點
未打發的奶油……1至2茶匙

將蛋黃與蜂蜜攪拌在一起，再加入檸檬汁和奶油。

塗在臉上，停留約半小時就可以取下。

如果身體疲累，也會影響到臉部的皮膚。我在自己的配方筆記本裡發現這個配方，據說演員瑪琳·黛德麗（Marlene Dietrich）用過後都覺得效果很棒。這款霜感敷料是專為愛吃鬼準備的！嚐起來實在美味，我先生說，我們真的應該把它舔乾淨！

香堇菜浸泡面油

新鮮香堇菜花（Duftveilchen）……一把
甜杏仁油……覆蓋住植材的量

將花放入玻璃罐內，再倒入甜杏仁油將花朵完整覆蓋住。存放在室溫穩定陰涼、不被日光直射的位置，約兩到三週後再過濾。期間要時常檢查瓶中有沒有懸浮物等黴菌孳生，如果有的話，這罐油就得倒掉了！

1 用這款香堇菜油保養臉部
2 搭配玫瑰純露製作成油露也很棒

異位性皮膚炎和牛皮癬保養油

月見草油……10 ml
甜杏仁油……10 ml
蘆薈膠……80 ml
橙花……3 滴
岩玫瑰……3 滴
蒸餾的玫瑰……2 滴

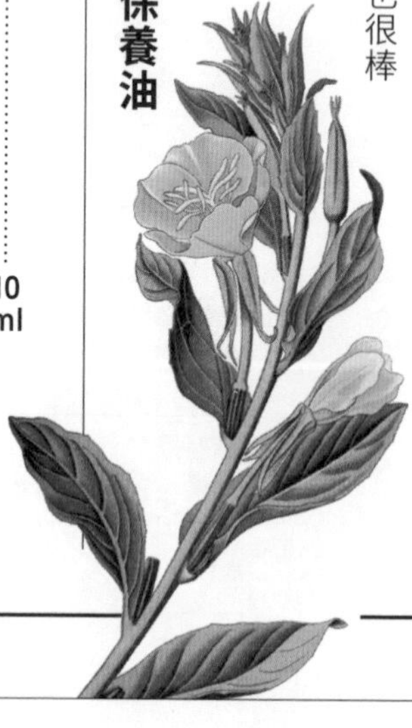

雙腿舒適好物

皮膚搔癢搔癢舒緩凝膠

- 蘆薈油／蘆薈膠……50 ml
- 大西洋雪松……2 滴
- 真正薰衣草……3 滴

均勻混和後，用來處理脛骨附近的皮膚搔癢。

靜脈曲張舒壓油

- 聖約翰草浸泡油……50 ml
- 快樂鼠尾草……2 滴
- 白千層……2 滴
- 真正薰衣草……1 滴
- 葡萄柚……5 滴

處理靜脈曲張時有一點特別要注意：塗抹就好，不要重壓。塗抹的方向要朝向心臟！

日常靜脈保養油

- 夏威夷堅果油……50 ml
- 真正薰衣草……5 滴
- 白千層……5 滴
- 葡萄柚……5 滴

柔順髮絲

頭髮和頭皮除了常常承受壓力，荷爾蒙也是個因素，有可能會讓我們真的「寒毛直豎」[14]。我整理了處理這種情況的小方法，在此不藏私大公開！

柔順舒活洗髮精

甜菜鹼（Betain）	40 ml
迷迭香純露	110 ml
界面活性劑	50 ml
迷迭香酊劑	15 ml
檀香	2 滴
真正薰衣草	3 滴
桉油醇迷迭香	2 滴
佛手柑	5 滴

先混和甜菜鹼、迷迭香純露、界面活性劑，再加入迷迭香酊劑與精油，賦予香氣。洗髮後用一點無糖蘋果醋搓洗。

14 | 譯者註：作者在此玩了個文字遊戲，德文裡 die Haar zu Berg stehen 的意思是驚慌害怕、身心緊張，但字面上的意思是「頭髮站起來像山一樣」。緊張壓力和毛髮問題，一語雙關。

掉髮問題的護髮水

- 95%藥用酒精……20 ml
- 大西洋雪松……10滴
- 香葉多香果／西印度月桂（Pimenta racemosa）……6滴
- 馬鞭草酮迷迭香（Rosmarinus officinalis ct.verbenone）……6滴
- 醒目薰衣草……4滴
- 佛手柑……2滴
- 依蘭……2滴
- 迷迭香純露……30 ml

將酒精和精油混和，再加入迷迭香純露，裝入噴霧瓶中。每次使用前都要搖勻，輕輕噴在頭皮上，不用沖洗！能幫助因壓力或荷爾蒙造成的掉髮問題。

乾澀受損用護髮油

- 大溪地梔子花浸泡油（Monoi deTahiti）……5公克
- 玫瑰果油……20公克
- 蠶絲蛋白……10滴
- 小花茉莉……1滴
- 依蘭……1滴
- 桂花……2滴
- 血橙……4滴

在髮尖還濕潤的時候，取一點護髮油塗抹至吸收。不須沖洗！加上異國風情香氣的大溪地梔子花浸泡油，這款護髮油能幫助頭髮免於乾澀、脆裂或分岔。

護手霜、護手香膏

手部龜裂急救好物

檸檬汁……幾滴

手部龜裂最好的急救用品就是檸檬！將檸檬汁在掌中勻開，雖然一開始會感覺有點黏黏的，但很快皮膚就會光滑柔嫩！

給操勞雙手的樹脂香膏

乳香樹脂……5公克
油菜籽油……50公克
乳油木果脂……70公克
真正薰衣草……5滴
甜橙……10滴

用研磨用具將乳香樹脂稍微搗碎（我一直都愛用阿曼乳香）

↓

放入舊平底鍋再倒入油菜籽油加熱

↓

慢慢熬煉乳香樹脂約四十五分鐘，溫度維持在大約60℃

↓

熄火後用一塊布蓋住鍋面，放置在溫暖處過一夜

↓

隔天再次短暫加熱，再用過濾布巾（Stofftuch）過濾

↓

過濾後的乳香油菜籽油加入乳油木果脂，用電動攪拌器充分混和

↓

混和後會出現滑順的香膏，將精油拌入後裝罐

這款香膏的療癒效果特別好，非常推薦在園藝工作後使用。

女園丁金盞花油膏

- 金盞花浸泡油……50 ml
- 乳油木果脂……60公克
- 真正薰衣草……6滴
- 花梨木……12滴
- 葡萄柚……20滴
- 橡樹根萃取液……10滴

將油脂類用電動攪拌棒充份混和後，再加入精油與萃取液並裝罐。

橙香護手霜

- 荷荷芭油……30公克
- 無水羊毛脂……10公克
- 可可脂……3公克
- 蜂蠟……3公克
- 橙花／玫瑰純露……40 ml
- 甜橙……10滴
- 佛手柑……5滴
- 廣藿香……2滴

將油脂類與蜂蠟隔水加熱至約60℃，充份混和

↓

將加熱至約60℃左右的純露倒入混和均勻

↓

冷卻前加入精油，分裝至小罐

手部殺菌噴霧

- 穀物烈酒／伏特加……20 ml
- 芳香羅文莎葉（Ravensara aromatica）……5 滴
- 檸檬……6 滴
- 維吉尼亞雪松……2 滴
- 岩玫瑰……1 滴
- 蒸餾水／75％酒精……30 ml

先將酒精與精油混和後，加入蒸餾水充分搖勻。

細嫩雙足

腳跟粗糙的足部照護油膏

- 乳油木果脂……50 公克
- 金盞花浸泡油……50 ml
- 玫瑰草（Cymbopogon martinii）……6 滴
- 沉香醇百里香……5 滴
- 真正薰衣草……10 滴
- 佛手柑……8 滴
- 葡萄柚……15 滴

將油脂類用電動攪拌棒充份混和後，再加入精油並裝罐。

冬日足部保養香膏

荷荷芭油	50 ml
無水羊毛脂	1茶匙
蜂蠟	18公克
可可脂	15公克
檀香	6滴
佛手柑	8滴
玫瑰草	5滴
沒藥	6滴
甜橙	4滴

將油脂類用電動攪拌棒充份混和後，再加入精油並裝罐。

香港腳預防照護油

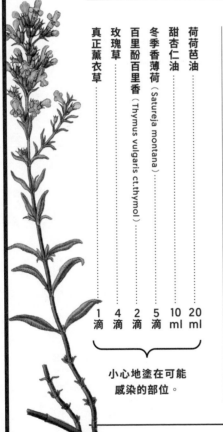

荷荷芭油	20 ml
甜杏仁油	10 ml
冬季香薄荷（Satureja montana）	5滴
百里酚百里香（Thymus vulgaris ct.thymol）	2滴
玫瑰草	4滴
真正薰衣草	1滴

小心地塗在可能感染的部位。

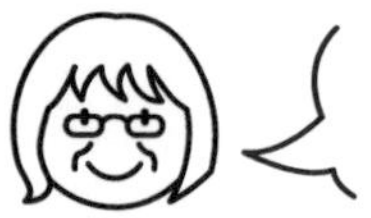

注意！不要把橘皮組織（Cellulite）和蜂窩性組織炎（Zellulitis）搞混了。蜂窩性組織炎同樣也出現在皮下脂肪組織，是藉由細菌感染而引發，是發炎性過程。

橘皮組織

這種我們完全不想要的「橘皮」主要會在大腿處出現許多粗糙的凹痕。這究竟是什麼呢？

橘皮組織是一種皮下脂肪組織的非發炎性變化，出現的位置在大腿和臀部，是由於結締組織結構鬆散而產生。大約有八成的女性會隨著年紀增長而出現橘皮組織，年輕的女性身上也會有，正是與荷爾蒙有關。隨著月經週期而來的荷爾蒙濃度變化，會讓皮下脂肪組織膨脹，而雌激素也會促進橘皮組織的產生。

要處理橘皮組織，下面的方式都很不錯：淋巴引流、冷熱水交替浴、克奈普療法（Kneippen）[15]、體操、用海鹽泡澡及身體裹敷（Körperwickel），當然也可以用保養霜或按摩油輔助上述方法。海藻製劑也能有所幫助。

橘皮組織調理油

甜杏仁油	50 ml
葡萄柚	10 滴
杜松漿果	5 滴
絲柏	5 滴
甜茴香（Foeniculum dulce）	2 滴

15 ｜譯者註：即克奈普神父所創的養身保健法，作者在此應該是指較為人知的水療法，有澆水法和涉水法兩種形式，都是讓身體在冷卻與恢復常溫兩者交替刺激的過程中，激發身體的自我調控能力。

橘皮組織調理油露

- 甜杏仁油……30 ml
- 葡萄柚……10 滴
- 杜松漿果……5 滴
- 絲柏……5 滴
- 甜茴香（Foeniculum dulce）……2 滴
- 玫瑰純露……20 ml

將精油加入甜杏仁油混和再加入純露。使用前要搖晃均勻。

橘皮組織調理藥草飲

- 甜茴香碎籽……1 茶匙

此款茶飲能夠稍微減少皮下脂肪組織裡的堆積物和液體。兩週為一個療程，每日三次，每次一杯甜茴香茶。

小傷疤護理油膏

- 乳油木果脂……50公克
- 蜂蠟……1公克
- 橄欖油……30公克
- 玫瑰果油……5公克
- 真正薰衣草……4滴
- 岩玫瑰……5滴
- 玫瑰天竺葵……3滴
- 神聖乳香（Boswellia sacra）……5滴
- 甜橙……8滴

一些平時可用的好東西

咳嗽香膏

- 荷荷芭油……25 ml
- 甜杏仁油……25 ml
- 白千層……8滴
- 醒目薰衣草……4滴
- 芳香羅文莎葉（Ravensara aromatica）……8滴

當喉嚨癢癢、感覺快要咳嗽，這款簡單的咳嗽香膏就能派上用場。能發揮抑制發炎、抗病毒及抗菌的功效，還能消解黏液，協助將體內的痰咳出來。

感冒睡前用浴鹽

- 死海鹽……4湯匙
- 歐洲冷杉（Abies alba）……5滴
- 香桃木（Myrtus communis）……3滴
- 醒目薰衣草……2滴

泡澡水溫約 38℃

春季養生浴鹽

- 死海鹽……4湯匙
- 香桃木……1滴
- 絲柏……1滴
- 杜松漿果（Juniperus communis）……1滴
- 神聖乳香……1滴
- 葡萄柚……4滴

泡澡水溫約 38℃

強化免疫系統的身體油

- 大麻籽油（Cannabis sativa）……25 ml
- 甜杏仁油……25 ml
- 松紅梅……4滴
- 檸檬……6滴

每天淋浴或泡澡後塗抹身體，手臂、腿部、背部及腹部。在流感時期只要簡單運用這款身體油，就能幫助自己提升免疫力。

關節疼痛

不只老年人才會出現關節問題，年輕女性有時也會在天氣驟變或因為運動傷害而發生關節疼痛。風濕性關節炎不適同樣不限於特定年紀，反倒是退化性關節炎通常在人生後期階段才會出現。我想分享自己最棒的配方，特別是針對關節疼痛問題，同時也能用在肌肉疼痛時。不過切勿提高配方裡的滴數，可能會造成皮膚刺激。

關節疼痛退散照護油

聖約翰草浸泡油……30 ml
月桂……3 滴
芳香白珠……2 滴
桉油醇迷迭香……1 滴

注意：高血壓患者請勿使用此配方！

關節疼痛舒解按摩油

聖約翰草浸泡油……30 ml
月桂……1 滴
桉油醇迷迭香……2 滴
檸檬……4 滴

膀胱和腎臟

膀胱發炎時，可以考慮挑選下列一種配方塗抹下腹及背部腎臟區。

膀胱炎時的舒緩油

聖約翰草浸泡油	50 ml
杜松漿果	5 滴
佛手柑	5 滴
檀香	3 滴
真正薰衣草	5 滴
澳洲尤加利	5 滴

膀胱或腎臟發炎照護油

聖約翰草浸泡油	50 ml
沉香醇百里香	3 滴
白千層	3 滴
松紅梅	3 滴
檸檬	2 滴
澳洲尤加利	3 滴
真正薰衣草	4 滴

婦科特別配方

經前症候群腹部照護油[16]

- 甜杏仁油……20 ml
- 甜馬鬱蘭……1 滴
- 甜茴香……1 滴
- 羅馬洋甘菊……1 滴
- 快樂鼠尾草……1 滴
- 血橙……3至4 滴

混和均勻裝入深色玻璃瓶中，經前不適時用來輕柔塗抹腹部。

月經痙攣不適腹部舒緩油

- 甜杏仁油……20 ml
- 快樂鼠尾草……2 滴
- 羅馬洋甘菊……3 滴
- 甜橙……5 滴

經痛掰掰腹部緩和油

- 甜杏仁油……50 ml
- 天竺葵……1 滴
- 蒸餾的大馬士革玫瑰／小花茉莉……4 滴
- 葡萄柚……6 滴

16｜編註：經前症候群照護配方也可同步參考本書 55 至 61 頁。

經期不適腹部溫敷法

西洋蓍草……2滴
羅馬洋甘菊……2滴
甜杏仁油……1茶匙
溫水……1杯
薰衣草純露：1至2湯匙

先將溫水摻入純露，用來浸濕棉手套或厚毛巾布
↓
溫暖雙手後將精油和甜杏仁油混和，塗抹在下腹部
↓
擰乾棉手套或厚毛巾布放在塗油後的下腹區
↓
用一張乾的手帕蓋上，可以再放上暖水袋或小羊毛枕
↓
蓋好被子，休息大約一個小時

特別為更年期準備的配方

更年期不適舒緩油

甜杏仁油……25 ml
荷荷芭油……25 ml
月見草油……5 ml
蒸餾的大馬士革玫瑰（10％已稀釋於荷荷芭油）……3滴
天竺葵……2滴
快樂鼠尾草……2滴
絲柏……1滴

更年期好心情擴香配方

- 玫瑰天竺葵……2滴
- 豆蔻……1滴
- 廣藿香……1滴
- 大西洋雪松……2滴
- 葡萄柚……8滴

成熟肌膚保養油

- 夏威夷堅果油……25 ml
- 荷荷芭油……20 ml
- 石榴籽油／玫瑰果油……5 ml
- 玫瑰天竺葵……2滴
- 穗甘松……3滴
- 蒸餾的大馬士革玫瑰……3滴
- 甜橙……10滴

足部和腳踝腫脹的降溫足浴法

- 蘋果醋……1湯匙
- 葡萄柚……8滴

將精油與醋加入奶精球乳化，倒入足浴用水中。

陰道照護

陰道黴菌感染時的坐浴鹽

- 海鹽……2湯匙
- 真正薰衣草……3滴
- 天竺葵……1滴
- 白千層……1滴

海鹽與精油混和後，倒入約8公升溫水，水溫約37℃。將私密處坐浸在水裡20分鐘左右。

陰部黴菌感染照護油

- 甜杏仁油……20 ml
- 蒸餾的大馬士革玫瑰……1滴
- 真正薰衣草……1滴
- 玫瑰草……3滴
- 松紅梅……3滴
- 神聖乳香……1滴

小心地塗抹在陰部。

陰部黴菌感染舒緩油

甜杏仁油……20 ml
真正薰衣草……2 滴
松紅梅……4 滴
玫瑰草……2 滴
暹羅安息香（稀釋至50%）……1 滴
卡奴卡（Kunzea ericoides）……3 滴

私密處日常保養油

蘆薈浸泡油（Aloe barbadensis）……30 ml
沙棘果油……3 滴
沉香醇百里香……2 滴
岩玫瑰……1 滴
玫瑰草……2 滴
檸檬……1 滴

壓力、職業倦怠和其他狀況

壓力來的急救油露噴霧

- 荷荷芭油……10 ml
- 橙花……1 滴
- 苦橙葉……2 滴
- 甜橙……3 滴
- 橙花純露……10 ml

將植物油與精油混和後倒入20ml噴瓶裡，再倒入純露。需要時在頭、頸四周噴一兩下。能釋放壓力、讓人平靜，但不會讓人想睡覺！

壓力釋放按摩油

- 甜杏仁油……50 ml
- 大西洋雪松……6 滴
- 蒸餾的大馬士革玫瑰（10％已稀釋於荷荷芭油）……3 滴
- 血橙……4 滴
- 真正薰衣草……2 滴

壓力與極度疲勞的擴香配方

- 檸檬薄荷（Mentha citrata）……5滴
- 玫瑰天竺葵……2滴
- 芫荽籽……1滴
- 廣藿香……1滴
- 大西洋雪松……2滴

擴香只須2到3滴即可。

備感壓力時的放鬆擴香配方

- 葡萄柚……4滴
- 香桃木……2滴
- 絲柏……2滴
- 真正薰衣草……2滴

擴香只須2到3滴即可。

職業倦怠與壓力舒緩按摩油

- 聖約翰草浸泡油／甜杏仁油……100ml
- 佛手柑……5滴
- 葡萄柚……4滴
- 絲柏……2滴
- 甜羅勒（Ocimum basilicum）……1滴

神經緊張與壓力的速效油膏

乳油木果脂……20公克
荷荷芭油……5ml
廣藿香……1滴
真正薰衣草……1滴
沒藥……1滴
花梨木……1滴
佛手柑……2滴

將乳油木果脂融化後拌入荷荷芭油，再加入精油攪拌均勻，再倒入小罐子裡。妥善保存的話，使用期大約是六個月。感到壓力時塗抹在手腕脈搏處。

癌症患者的心理支持按摩油

甜杏仁油……20ml
蒸餾的大馬士革玫瑰……1滴
橙花……1滴
小花茉莉……1滴
真正薰衣草……1滴

輕柔的按摩太陽神經叢，能帶來平靜，給予信心和力量。

挽救超疲勞精油配方

大西洋雪松……4滴
蒸餾的大馬士革玫瑰（10％已稀釋於荷荷芭油）……4滴
快樂鼠尾草……2滴
芫荽籽……2滴
檀香……2滴
葡萄柚／佛手柑……5滴

．滾珠瓶10ml，需要時塗抹在脈搏處並嗅聞。

配方精油……4滴
荷荷芭油……10ml

．薰香燈，最多3滴配方精油。

．泡澡，混和蜂蜜與配方精油，用奶精球乳化在泡澡水裡。

配方精油……6滴
蜂蜜……1茶匙

精疲力盡時的擴香配方

桉油醇迷迭香……5滴
醒目薰衣草……2滴
佛手柑……10滴

使用3到4滴擴香即可。

過度焦慮用擴香配方

蒸餾的大馬士革玫瑰……1滴
快樂鼠尾草……1滴
大西洋雪松……1滴
甜橙……3滴

使用3到4滴擴香即可。

抗飛行焦慮滾珠瓶

荷荷芭油……10ml
香蜂草……1滴
橙花……1滴
真正薰衣草……1滴
檸檬……3滴

這是款經證實相當有幫助的滾珠配方。不是每個人搭乘飛機時都能全然放鬆，不管背後原因是什麼，有很多人承受著飛行焦慮，航空公司甚至會特別針對這個問題做員工訓練。

輕微焦慮的擴香配方

絲柏……2滴
真正薰衣草……1滴
血橙……5滴

使用3到4滴擴香即可。也能用4滴混和10ml荷荷芭油即可製作成滾珠瓶。

焦慮時的隨身滾珠瓶

- 荷荷芭油……10ml
- 佛手柑……3滴
- 血橙……2滴
- 沉香醇百里香……1滴
- 暹羅安息香……2滴

將精油混和後取2到3滴至10ml滾珠瓶中，填滿荷荷芭油。剩下的配方精油可保存三個月，也能每次使用3到4滴擴香。

鎮定安撫助眠按摩油

- 甜杏仁油……50ml
- 甜橙……3滴
- 真正薰衣草……2滴
- 檀香……2滴
- 零陵香豆……1滴

輕柔地按摩足部，也可以增加背部按摩。

抗悲傷手部撫觸按摩油

- 甜杏仁油……50ml
- 蒸餾的大馬士革玫瑰……2滴
- 大西洋雪松……1滴
- 小花茉莉……1滴
- 橙花……2滴
- 葡萄柚……5滴

輕柔地按摩手掌和手臂，也可以增加頸部按摩。

愉悅好物

在日常配方總匯的最後，我想提供一些令人舒適愜意的興奮劑。包括按摩油和擴香配方，幸福感是這些配方的重點。

幸福催情按摩油

甜杏仁油	30 ml
荷荷芭油	15 ml
石榴籽油	5 ml
玫瑰原精	6 滴
小花茉莉	2 滴
零陵香豆	1 滴
穗甘松	1 滴
甜橙	5 滴

進行情侶按摩前，先將油緩緩加熱至大約 25℃ [17]，效果會更強烈。

性感引誘按摩油

甜杏仁油	30 ml
荷荷芭油	20 ml
小花茉莉	1 滴
快樂鼠尾草	1 滴
檀香	2 滴
依蘭	1 滴
葡萄柚	5 滴

17 ｜審訂註：因奧地利氣候與台灣不同，讀者可以手溫暖微熱舒適為主。

粉紅泡泡按摩油

- 甜杏仁油……25 ml
- 荷荷芭油……25 ml
- 甜橙……6 滴
- 花梨木……4 滴
- 桉油醇迷迭香……3 滴

嬌寵呵護按摩油

- 夏威夷堅果油……50 ml
- 蒸餾的大馬士革玫瑰……3 滴
- 橙花……2 滴
- 依蘭……1 滴
- 甜橙……4 滴
- 零陵香豆……1 滴

情侶玩耍按摩油

- 甜杏仁油……30 ml
- 廣藿香……2 滴
- 黃玉蘭……2 滴
- 芫荽籽……1 滴

Chapter 5

妳的專屬芳療小藥鋪

Section 1
常備芳療基底手作指南

Section 2
設計自己的極簡芳療小藥鋪

Section 3
精油藥草分類一覽表

Section 4
補充資料與索引

Section 1

常備芳療基底手作指南

\ 量度工具 /

1 茶匙
約 5ml

1 湯匙
約 15ml

1 杯
約 250ml

沐浴膠

蒸餾水	50 ml
甜菜鹼（Betain）	20 ml
綜合界面活性劑（Tensidmischung）／界面活性劑／椰油基葡萄糖苷（Coco Glucosid）	25 ml
天然甘油（Glycerin）[1]	4 ml
精油	20 滴

加溫蒸餾水，再加入其他成分。任選精油增添香氣，最多 20 滴。

新鮮植萃液（Frischpflanzenauszug）

95% 藥用酒精
相關藥草

將藥草放入研缽，分次少量混和酒精一起研磨。

當研缽裡的植材已經磨到碎爛，先用布材質過濾器或布巾過濾。

待植物懸浮渣慢慢沉澱後再過濾一次。

當我們沒時間製作酊劑時，就可以使用這個新鮮植萃液。

1 | 作者註：甘油通常以 86% 的丙三醇（Glycerol）的形式販售。

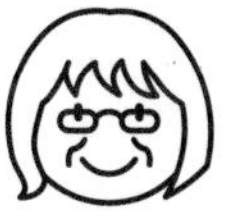
不用擔心乙醇：它會被稀釋，而且
可以用毛刷塗上很輕薄的一層。
人體的氣味會與澱粉和礦泥結合。

體香粉

高嶺土（Bolus alba）……20公克
玉米澱粉……70公克
95%藥用酒精……5 ml
精油……20滴

在旋蓋式玻璃罐中將高嶺土和玉米澱粉混合，加入酒精與精油。體香粉是體香劑的溫和替代選擇。

油敷和濕熱敷（Ölkompressen und feucht-warme Wickel）

溫熱油敷適合在肌肉緊繃時使用，濕熱敷的方式可用來肝敷，或在坐月子時脹奶痛的狀況下使用。介紹兩種油敷方式，記得要先準備好需要的油敷配方。

方式一

1 將油敷配方塗抹在相關部位的皮膚上

2 接著放上一塊濕／熱毛巾，再用一塊乾的布巾覆蓋住。

方式二

1 將油敷配方塗在一塊小毛巾上，放入小塑膠袋內

2 接著放在溫熱物體或暖水袋加溫

3 溫熱後將毛巾從小塑膠袋取出，敷在疼痛位置，上面再用另一塊乾毛巾覆蓋住。

熱敷時一定要注意溫度，
當油敷料或油敷巾已冷卻
就要移除。

芳香油露

這是我最愛的身體保養用品，能夠非常輕易的針對每個使用者的膚質需求調整，每次製作都超簡單快速！若要製作總量100ml的芳香油露，以下介紹三種膚質的配方比例。

給乾性皮膚

植物油……70 ml
純露／蒸餾水……30 ml

給正常皮膚

植物油……60 ml
純露……40 ml

給油性皮膚

植物油……40 ml
純露……60 ml

在空瓶中放入植物油與精油（約 20 滴）

↓

加入適合膚質比例的純露或蒸餾水

↓

可加入幾滴有機防腐劑，或儘快使用完畢

基本上我們會在乳液瓶裡先加入植物油，再來是自選的精油。

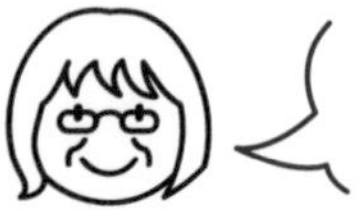

芳香泡澡

建議幾種方式來將精油乳化在泡澡水裡（擇一）

- 海鹽……2至3湯匙
- 蜂蜜……1湯匙
- 奶精球……1個
- 牛奶……1湯匙

自製芳香牙膏

- 鼠尾草／胡椒薄荷／檸檬薄荷純露……60 ml
- 植物甘油……5 ml
- 白岩泥……適量
- 精油……10滴

要做牙膏也不困難！將白岩泥與純露和甘油混和成柔韌膏狀，與精油攪拌均勻即可。
將牙膏成品裝入小罐子裡，以抹刀或牙刷取用。

Section 2

設計自己的極簡芳療小藥鋪

自然療法的居家藥鋪裡該有些什麼？

雖然搜集很多種類的藥草和精油也很有意思，不過這樣做不是特別有意義，因為每款藥草茶、每瓶精油、每種植物油都有一定的保存期限。更好的做法是，在家裡只備一小批優質精選的產品就足夠。我的經驗是，人們都喜歡選用那些行之有年、驗證有效的產品，對我而言就是下列的一些藥草茶飲、精油、純露、酊劑和植物油。接下來說說選擇標準，與應注意的小訊息。

植物油

選購植物油時請務必注意挑選高品質，即使這些油的用處只是作為塗在身體上的精油的載體，也該如此。另外還有很多超棒的植物油，適合用做塗擦、按摩、和天然化粧品的基底油。不過，妳不會一次就需要所有品項！可以一個一個慢慢嘗試，將會發現屬於自己適合的植物油。

正確保存植物油不是什麼難事，只要存放在涼爽但非冰冷的環境。對於優質的植物油，冰箱是個錯誤的儲存地點！應該要放在暗處，室溫大約攝氏二十度左右，不應更低。我自己的植物油存放在工作室的一個櫃子裡，只有當夏天天氣太熱時，才會把油瓶移到地下室去。

序號	植物油	拉丁學名	簡介
1	金盞花浸泡油 RINGELBLUMENÖL	Calendula officinalis	對於傷口癒合及疤痕的療效相當傑出，對止癢也有幫助。若您正在哺乳，這是一款處理受傷乳頭超棒的油品。有經前症候群的人也可以使用，具有特別好的平衡功效。
2	聖約翰草浸泡油 JOHANNISKRAUTÖL	Hypericum perforatum	可以買到以不同基底油製作而成的聖約翰草浸泡油。我喜歡用做舒緩疼痛油，不管是背痛還是關節痛。也非常適合做成解痛香膏來使用。 ＊作者註：市售的聖約翰草浸泡油可以找到以芝麻油、花生油、橄欖油浸泡而成的，或是若要自行製作，最好以甜杏仁油泡製。
3	夏威夷堅果油／昆士蘭堅果油／澳洲堅果油 MACADAMIANUSSÖL	Macadamia integrifolia	可用來代替甜杏仁油，幾乎每個人對它的接受度都很好，還具有良好的護膚特質。裡頭重要的不飽和脂肪酸有油酸、棕櫚油烯酸和亞麻油酸。
4	月見草油 NACHTKERZENÖL	Oenothera biennis	只適合用作配方油裡的添加物。面對皮膚問題或是荷爾蒙造成的不適，內服月見草油膠囊特別有幫助。內含的γ次亞麻油酸能協助對付壓力因子、皮膚濕疹、荷爾蒙失調。內服此油，可幫助心血管循環與肝膽。
5	杏桃核仁油 APRIKOSENKERNÖL	Prunus armeniaca	可用來替代甜杏仁油，適合所有類型的膚質，保存期限適中。杏桃核仁油因含有大量的γ生育酚（維生素E）而特別有價值。潘氨酸（維生素B15）也讓此油相當適合用於成熟膚質。
6	甜杏仁油 MANDELÖL, SÜSS	Prunus dulcis	適合所有類型的膚質，特別是敏感性、乾性、及成熟膚質。甜杏仁油內含寶貴的油酸和亞麻油酸。此油相當適合用來浸泡植物，也就是製作浸泡油的基底。
7	荷荷芭油 JOJOBAÖL	Simmondsia chinensis	適合所有類型的膚質，只能外用。能承受劇烈的溫度變動而不變質。荷荷芭油約有一半是由蠟質所組成，因此不會酸敗。很適合用來製作油膏、霜和滾珠瓶產品，會形成一層可透氣的油膜，不黏膩，也不會沾汙衣服。
8	小麥胚芽油 WEIZENKEIMÖL	Triticum aestivum	這是由禾本科植物小麥的胚芽製造，能增進周邊血管的血液循環，可用在循環很差的皮膚上。也能增加皮膚的彈性，將水分鎖在細胞裡。增強結締組織，調節皮膚的新陳代謝。小麥胚芽油只能稀釋後使用。

純露 [2]

我想特別推薦四款精選的純露：薰衣草純露、香蜂草純露、胡椒薄荷純露和玫瑰純露！

純露是在水蒸氣蒸餾精油的過程中會得到的產物，內含對皮膚和心靈相當寶貴的物質。購買時請注意，即使是純露，標籤上也要精確標示出內含成分。有些製造商會在裡面摻混酒精或穩定劑，比如某種藻類製劑[3]。用了這些防腐措施後就不再是純露，必須標示為美妝製劑，可用來清潔臉部，或添加進其他美容產品裡，但不該接觸到眼睛，也不可內服！

純露要盡可能新鮮，不要使用擺放遠超過一年的純露。這種東西若不儲存在良好的環境下，孳生細菌的速度也特別快。就像好酒需要注意儲存環境，在攝氏十八到二十度左右的室溫為最佳環境，存放空間要幽暗，要裝在深色瓶子裡避免日曬。雖然如此，我也有幾款純露已經妥善存放超過了三年，還是可以巧妙運用來洗滌清潔，要注意絕不能內服！接著，來看一看這四款純露，每一款都涵蓋了特別的功能。

2｜作者註：關於純露可以在《純露－植物水的溫和療癒力量》裡找到更多資訊，二〇一二年由 Freya 出版社出版（二〇一八年第五版）。

3｜譯者註：作者指的應該是海藻酸鈉。

純露	介紹
薰衣草純露 LAVENDELHYDROLAT	小面積燒燙傷時能幫助鎮定皮膚，同時也是沖洗照護時不可或缺的。適合作為空間噴霧或皮膚照護配方的基底，例如油露。
香蜂草純露 MELISSENHYDROLAT	疱疹感染（唇疱疹或帶狀疱疹）時是我的最愛，用做一般皮膚照護也相當出色。還能有助於對付搔癢症狀，敏感的私密部位也很合適。
胡椒薄荷純露 PFEFFERMINZHYDROLAT	能帶來涼爽和清新的感受，這款純露在熱天真的是好幫手，用在更年期和經前症候群時期也很棒！如果喜歡這個氣味，當然也很適合以空間噴霧的方式當做殺菌劑。
玫瑰純露 ROSENHYDROLAT	眼睛照護必選，也很適合皮膚護理，特別在黏膜區、長疹子、或搔癢時；自製保養品時也無比重要。若用來護理眼部，絕對不可內含任何防腐劑或酒精添加劑！玫瑰純露也能讓菜餚變得更精緻，讓茶飲更可口。噴一下玫瑰純露，空間會變得清新宜人。

精油

購買精油時請注意，只選購標示清楚的精油。單單註明薰衣草精油是不夠的！在標籤上要有這款精油的植物學名，生產批號（靠這個號碼可以追溯到種植藥草的園圃或農場）、生產國還有公司名稱。某些精油也須附註屬於何種化學類型。那些需要這個重要附註的精油，我已在一覽表內用★號標示出來。

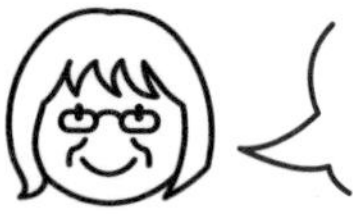

作為一個已經從事精油與芳療工作超過四十年的芳香大嬸，我家裡當然有大量的精油。或許妳會說，這樣子一定很方便吧！相信我，要選擇時仍然非常痛苦！

如何正確使用精油

我們必須知道，精油一直都是高度濃縮的植物力量！基於這個原因，塗在皮膚上的精油都應該要充分稀釋過。多數情況下可以在我的指引和配方裡看到建議，知道這些寶貴的好幫手該如何使用。

切勿提高每個配方裡所提到的劑量！確保妳在安全使用範圍內。

過敏反應和禁忌症

所有的產品，也包括人工合成產品，都有可能會產生過敏反應或是造成刺激，特別是把精油純劑塗在皮膚上時！這種塗純劑的做法只能小面積使用，而且僅限非常少數幾款精油可以這麼做。舉例來說，真正薰衣草（*Lavandula angustifolia*）就是其中之一，或者松紅梅（*Leptospermum scoparium*）。這兩款精油大致上是無害的，也可做為純劑小面積使用。

在使用一款自己還不了解的精油以前，請詳細閱讀關於這款油的說明，包含用於哪些情況、有哪些禁忌症。這樣也能知道這款油是不是符合自己的需要。

皮膚測試

相當重要，能避免造成皮膚傷害。

這個測試

要怎麼進行呢？

精油與植物油混和後，塗抹一滴在手臂內側肘彎上方。

過幾分鐘就能顯示皮膚是否耐受這款混合油：要是出現不耐受的情況，塗抹部位會發紅並開始發癢，這時應該用中性油（橄欖油、葵花子油等等）擦掉影響皮膚的混合油。

如果使用一款精油後皮膚有刺激感就不要再用了，很有可能會患上接觸性皮膚炎。若無法接受某款精油的氣味，同樣也不應為了功效繼續使用。總會有替代選項！其實並不是每個人都適合一直使用精油，有些精油可能會在某些族群引發問題，例如孩子、孕婦、老年人、還有癲癇患者和有高血壓的人。另外，在本書特別談論的身體敏感部位、懷孕以及坐月子等狀況，務必小心為上。

如果在使用精油時，產生讓自己意外的心理反應（我們永遠不知道，在邊緣系統裡哪些記憶在儲存時與一個特定氣味綁在一起），就立即停止使用，來點新鮮空氣總能帶來幫助，不管怎樣，請試著深呼吸吧！

注意！切勿把未稀釋的精油用在私密處、黏膜部位、還有眼睛、鼻子、嘴巴。

各式各樣的運用方式

如果想更多元的運用精油，可以使用空間噴霧的形式，把精油滴入薰香燈或水氧機；或製作敷料、塗抹用油、沖洗劑、按摩油；當然您也可以用乳液、霜、油膏和栓劑等方式，本書有各式用法的指引和配方。

不應該吞服精油

這可能會導致不可恢復的傷害，甚至會致死！我自己絕對不會吞服精油，有可能的是裝在抗胃酸的膠囊時，就像藥局裡賣的感冒藥的樣子。

再順便提醒一下

精油非常易燃，這表示絕不該在明火旁操作精油。

精油的保存方式

保存精油的地方應該要保持幽暗和乾燥。沒必要放進冰箱裡，冰箱內讓精油滋生細菌的速度，比我們想像的還快。誰會想要使用含有高量過氧化內容物、會因此造成腐蝕傷害的油呢？一般情況下，精油的保存期限介於十到十二個月（所有的冷壓精油，柑橘類香氣屬於這種）；以及四到五年之間（大部分的蒸餾精油，例如檀香或薰衣草）。請將調配好的精油一直保存在乾淨的玻璃瓶內，我是用棕色玻璃瓶。為瓶子寫上適當的標籤也很重要，裡頭是什麼？什麼時候製作的？這瓶能幫助處理什麼狀況？

香氣四溢的居家小藥鋪

要能順暢應用輔助療法，在後面的「精油藥草分類一覽表」內我列舉了我認為不可或缺的精油品項，也簡短說明了一些並非絕對必需的精油。為了減輕選擇的負擔，可以用其他便宜一點的精油取代的，我也做了相關的註明。然而，有些是無法替換的，像薰衣草、橙花、玫瑰（玫瑰的話或許還行，無論保加利亞、波斯、土耳其、或是任何品種的玫瑰都行）。請先選擇對於目前身體和／或心理狀況來說正好很重要的精油，也許會發現，往往到後來也不需要其他的了。

孕婦該避開哪些藥草？

懷孕時，不該使用強力利尿或刺激腎臟的藥草；會致瀉的藥草、可能導致骨盆充血的藥草、及會催經的藥草。孕婦更應避開強力影響荷爾蒙的藥草，如果覺得不進行性行為比較好，那也別用催情的藥草。不管是茶飲、酊劑、或藥局裡的預製製劑，建議孕婦們要節制使用！

在懷孕前期使用精油尤其要保持注意，問題主要在於身體塗抹使用，因為精油會穿過皮膚抵達血液循環，就有可能會傷到尚在母體內的胎兒。

最後再談一點，關於精油、植物油、藥草

精油的作用是整體性的，藥草也是。我們應該多了解一點關於這些植材的知識，使用精油應該小心為上。除了一些例外，身體塗抹使用要經過稀釋，或是與水一起加在水氧機或薰香燈裡使用。精油和植物油都要盡可能挑選高品質的。

可以自行採收藥草，前提是有相當的了解。我們可以尋求專業的協助，藥師一定很樂意提供協助，為妳張羅想要的自然療方（Drogen）。在本書所建議的延伸文獻裡，也可以找到關於這些精油和藥草的說明。有許多市售的精油、植物油和藥草在本書中可能沒有出現，可以瀏覽一下進階閱讀和補充文獻清單，發現更多豐富的資源。

Section 3

精油藥草分類一覽表

★留意標籤上的附註應有植物學名、生產批號、生產國和公司名稱，以及化學類型。

序號	精油名稱	拉丁學名	介紹
1	銀合歡 MIMOSE	Acacia dealbata	陽光般黃色的銀合歡花的精油有使心情開朗、平穩的強力功效。在孕期可以使用，也特別適合更年期。
2	西洋蓍草 SCHAFGARBE	Achillea millefolium	幾乎所有婦科問題裡都會用到這款墨藍色的精油，例如經前症候群、更年期、經痛、結締組織虛弱、痤瘡和肝膽失調。＊懷孕時不可使用！對菊科植物過敏者也不適合使用。
3	花梨木 ROSENHOLZ	Aniba rosaeodora	這三款精油有相當多的共同點，都格外親膚，可用於呼吸道症狀，特別是敏感族群。我喜歡在處理壓力、職業倦怠、或沮喪的配方裡加入。這三款油可以互相替換，居家藥鋪裡在三款之中備一款就可以了。
4	墨西哥沉香 LINALOEHOLZ	Bursera delpechiana	
5	芳樟葉 HO-BLATT	Cinnamomum camphora ct. linalool	
6	乳香 WEIHRAUCH ARABISCH	Boswellia sacra	在皮膚保養方面是很好的精油，能幫助對抗皺紋；還能抗發炎和發揮收斂效果。適合用在預防妊娠紋的保養用油裡，也特別適合用於陰道照護。月經出血過多時也很有幫助。
7	依蘭 YLANG-YLANG	Cananga odorata	極適合放入處理心理問題、經前症候群和更年期問題的配方裡。在情慾時光也是美妙的選擇。
8	大西洋雪松 ATLASZEDER	Cedrus atlantica	可用在壓力、職業倦怠、橘皮組織等情況，及掉髮問題。遇到發炎性皮膚病時使用效果快速。＊懷孕應等過了關鍵的前期後，以正常劑量使用。

序號	精油名稱	拉丁學名	介紹
9	羅馬洋甘菊 KAMILLE RÖMISCH	Chamaemelum nobile	對付所有類型的不舒服。皮膚保養效果特別好，抗皮膚搔癢，特別是痤瘡。＊對菊科過敏的人不適用這款精油。
10	岩玫瑰 CISTROSE	Cistus ladaniferus	對痤瘡很有幫助，請將配方油點塗在痤瘡膿疱處即可。如果每天大面積塗抹的話，氣味可能會讓心情沉悶（而且也不知為何會這樣）
11	橙花 NEROLI (ORANGENBLÜTE)	Citrus aurantium (flos)	主要常使用橙花來處理心理問題和身心症。平衡效果很好，能讓心靈平靜下來。這款精油相當昂貴，也可以購買以荷荷芭油或酒精稀釋成10％的調和油。
12	佛手柑 BERGAMOTTE	Citrus bergamia	散發的香氣比甜橙和血橙更有草本調性，能帶來心理平衡的效果。這款油特別適合孕婦。
13	檸檬 ZITRONE	Citrus limon	檸檬精油散發著香草清新氣息，放在人來人往的地方特別有幫助，能在流感時節和生病時用作空間薰香、殺除病菌。處理頭痛效果也相當好，芳香藥鋪裡不能缺少的品項。
14	葡萄柚 GRAPEFRUIT	Citrus paradisi	不會導致光敏性，可以在皮膚保養油中放進葡萄柚，這點很棒。鮮活的香氣容易搭配，例如歐洲冷杉、瑞士石松，以及玫瑰和橙花。 審訂註：若冷壓萃取仍有光敏性疑慮，塗抹皮膚須小心。
15	甜橙 ORANGE SÜSS UND	Citrus sinensis	配方裡幾乎少不了甜橙精油甜美宜人的香氣，或是香氣更溫暖的血橙，兩款的使用方向一致，取決於個人喜好。甜橙香氣不只能在入眠時派上用場，更能點亮心靈，特別是飽受冬季憂鬱症之苦的時候。
16	血橙 BLUTORANGE	Citrus sinensis 'Moro'	

17	芫荽籽 KORIANDERSAMEN	Coriandrum sativum	氣味宜人，能處理睡眠困擾、焦慮、壓力、職業倦怠，及膀胱發炎。針對足癬也能發揮良好效果。
18	絲柏 ZYPRESSE	Cupressus sempervirens	協助處理靜脈曲張和痔瘡，能在流汗過多、腳汗和感冒時提供協助，處理心理問題時也能派上用場。
19	玫瑰草 PALMAROSA	Cymbopogon martinii	處理黴菌感染的佼佼者，因為能殺除黴菌孢子。對於痤瘡、皺紋和一般護膚都很有幫助。有放鬆的效果，能在神經質、歇斯底里、睡眠失調時發揮平衡功效。
20	零陵香豆 TONKABOHNE	Dipteryx odorata	這是一款讓人口水直流的香氣！零陵香豆是香水工業裡重要的香氣原料，也能在芳療配方裡帶來一抹異國情調。能點亮心情、緩解焦慮，疼痛時也能派上用場。 可以用香草精油替換，香氣和功效都很類似。
21	香草 VANILLE	Vanilla planifolia	
22	豆蔻 KARDAMOM	Elettaria cardamomum	消解痙攣、經期不適的好幫手。能帶來信賴感，有消除焦慮的功效。＊懷孕時請不要塗抹身體，不過如果喜歡這個香氣，滴1滴在薰香燈裡沒問題。
23	澳洲尤加利 EUCALYPTUS RADIATA	Eucalyptus radiata	這個品種是尤加利當中最溫和的。不過因為這款精油的內含物仍有刺激性，還是要注意。＊用在孕婦身體上並不安全，特別是前面關鍵幾個月。
24	甜茴香 FENCHEL SÜSS	Foeniculum dulce	能緩解脹氣，可以在痙攣和腹痛時使用。能支持體內雌激素的含量，因此在更年期不適或經前症候群時能幫得上忙。＊懷孕，乳癌患者不能用（會有催乳的效果！），子宮內膜炎也不適用。

序號	精油名稱	拉丁學名	介紹
25	義大利永久花 IMMORTELLE	Helichrysum italicum	這款精油非常昂貴，但擁有一個美妙的特點：似乎能溶解血栓。對於有血腫、瘀青、還有患痤瘡、膿腫、以及風濕性毛病的人真是一大福音。調配時請省著用，而且單點塗抹就好！
26	小花茉莉 JASMIN SAMBAC	Jasminum sambac	具有平衡及鎮定的功效，是性慾缺乏時最好的選擇，對於更年期也適合。＊懷孕時請先稀釋到很低的濃度再使用，因為香氣相當濃烈，可能會引發頭痛。4
27	杜松 WACHOLDER	Juniperus communis	幾百年來，杜松一直是家家戶戶不可缺少的植物，每個廚房裡都用得到，枝葉和木質在過去也被賦予強大的療效。偶爾我們也買得到由針葉、漿果和木質而來的精油，對於風濕不適症有特別效果，能幫助處理疼痛，也能處理膀胱問題。
28	維吉尼亞雪松 VIRGINIA-ZEDER	Juniperus virginiana	在靜脈曲張和痔瘡的護理配方裡，我特別重視這款精油。能協助處理痤瘡、牛皮癬、頭髮出油、頭皮屑、膀胱發炎和陰道分泌物等問題。在壓力和神經緊繃時也能發揮鎮定的效果，當有攻擊性情緒和易怒時很適合使用。
29	月桂 LORBEER	Laurus nobilis	用這款精油時總是用低劑量。可用在落髮、頭皮屑等情況，也可用來對付痤瘡、風濕性不適和淋巴問題。＊請注意，懷孕時禁用月桂精油！
30	真正薰衣草 LAVENDEL FEIN	Lavandula angustifolia	每個家庭裡最重要的精油。是少數可以直接以一兩滴純劑用在皮膚上的油。薰衣草不只能鎮定安撫皮膚，還有心靈。
31	醒目薰衣草 LAVANDIN	Lavandula intermedia	聞起來比真正薰衣草更刺鼻一點，能讓人神智清醒，也可幫助對抗感冒，有風濕性不適和疼痛時相當好用。還可以啟動大腦的灰質細胞，讓我們學習更敏捷。
32	松紅梅 MANUKA	Leptospermum scoparium	這兩款精油在功效上相當類似，都出自紐西蘭，當地人長年來都視為特效抗發炎的珍品。皮膚長疹子、傷口護理、以及要強化免疫力的時候，都能帶來驚人的成果。
33	卡奴卡 KANUKA	Kunzea ericoides	

4 | 審訂註：注意茉莉精油在懷孕後期才可以使用。

34	白千層 CAJEPUT	Melaleuca cajeputi	含大量的1,8桉油醇，患生殖器疱疹時可以低劑量使用。針對感冒、關節疼痛、注意力不集中是絕佳好幫手。＊在孕期內（至少前幾個月）不適合塗抹在身體上
35	黃玉蘭 CHAMPACA	Michelia champaca	這是款昂貴的精油，若遇到長期心情低落會喜歡，具有特別好的平衡及開朗人心的效果。
36	香桃木 MYRTE	Myrtus communis	放在配方裡能助於處理靜脈曲張和痔瘡，也可以用於皮膚保養和感冒症狀。當香桃木精油聞起來有點怪怪時，就請別用了，可能已經變質了。
37	穗甘松 NARDE	Nardostachys jatamansi	由纈草的一種近親植物的根部萃取而得，聞起來臭臭的！有出了名的鎮定功效。對於月經週期問題、職業倦怠的狀態、還有皮膚刺激都有幫助，不過會建議此款精油別用在臉上。若偏愛岩蘭草的香氣，功效可說是一樣的！
38	岩蘭草 VETIVER	Vetiveria zizanioides	再來一款根部精油，這次是一種草的根部。一些亞洲國家喜歡種植這種熱帶草本植物來防止土壤侵蝕。這款精油（也有點臭臭的）主要也是用來處理免疫力低下、壓力、緊張、職業倦怠、和睡眠困擾。在處理性慾低落和其他性事問題的配方裡也常見。少量使用岩蘭草能提供很好的幫助！
39	甜馬鬱蘭 MAJORAN	Origanum majorana	特別適合加入緩解痙攣的配方；有血管擴張的功效，能協助處理高血壓，也能用在偏頭痛和頭痛上。月經疼痛和月經久久不來的時候也可將甜馬鬱蘭放進配方裡。心理上能在哀傷、憂慮時提供協助。
40	桂花 OSMANTHUS	Osmanthus fragrans	可放在處理分離焦慮和深陷低谷的配方中，很能幫助心情開朗起來。＊過了懷孕前期才能使用桂花。
41	（玫瑰）天竺葵 (ROSEN) GERANIE	Pelargonium graveolens	對於女性荷爾蒙系統能產生特別的功效。可以幫助分娩。＊如果不該給予任何荷爾蒙支援的情況，例如乳癌、子宮頸癌，則要戒避這款油。在孕期頭幾個月盡量不要塗抹在身體上。作者註：參見Eliane Zimmermann著《給醫護專業的芳香療法》，頁四七九。

序號	精油名稱	拉丁學名	介紹
42	廣藿香 PATCHOULI	Pogostemon cablin	嬉皮年代的香氣：儘管這氣味不是每個女性都會喜歡，不過這款精油對於每種類型的靜脈問題都特別有益，也包括痔瘡。也可添加在對付橘皮組織、足癬、壓力和睡眠困擾的配方裡。
43	千葉玫瑰 ROSE	Rosa centifolia	玫瑰特別適合用來對付各類焦慮，也是一款可用於所有不適症狀並特別能增進幸福感的精油。若以治療為目的，我喜歡用蒸餾的大馬士革玫瑰，若是要調香，那就用千葉玫瑰原精。要調製按摩油配方，以荷荷芭油或酒精稀釋成10%的玫瑰精油就夠用了，稀釋過的玫瑰香氣一樣夠強烈！
44	大馬士革玫瑰 ROSE	Rosa damascena	
45	★桉油醇迷迭香 ROSMARIN CINEOL	Rosmarinus officinalis ct. 1.8-cineole	迷迭香精油有多種不同化學型態。這款油可能會微微提升血壓。我很喜歡用來處理肌肉不適症，在婦科專屬配方常見這款油。略帶藥草的氣息總能帶給人清新的感受，特別適合用作晨間配方，是提神振作幫手！當開始出現輕微健忘症時，也幫得上忙。
46	★馬鞭草酮迷迭香 ROSMARIN VERBENON	Rosmarinus officinalis ct. verbenone	我很看重這款出自科西嘉島的精油，因為能針對支氣管炎和其他感冒症狀給予溫和的支持。一般也會用來對付壓力和職業倦怠。
47	快樂鼠尾草 MUSKATELLERSALBEI	Salvia sclarea	能直接影響我們的荷爾蒙狀態，這項特別的功效有賴它所含的快樂鼠尾草雙醇。附帶提一下：以薰香燈方式使用時可能會增強酒精的作用！＊懷孕時最好不要用此款精油塗抹身體。
48	檀香 SANDELHOLZ	Santalum album	很可惜來自印度的正版檀香已經變得稀少，不過我還是喜歡用來護膚。在處理靜脈曲張、痔瘡、焦慮、失眠、以及整體滋補神經的配方裡，檀香能發揮出色的效果。
49	暹羅安息香 BENZOE SIAM	Styrax tonkinensis	安息香是一種樹脂，產品都會摻入酒精。有幾種不同的稀釋濃度（比如說80:20就非常稠，可用在美妝品：我認為50:50最適合用來調按摩配方。）心理功效無庸置疑，香氣包裹人心，給人溫暖，特別在有壓力和失眠時。

50	★沉香醇百里香 THYMIAN LINALOOL	Thymus vulgaris ct. linalool	這款略帶花香的百里香精油是我家人的最愛！我喜歡用來處理感冒、放進許多香料藥草薰香燈配方裡，也能展現很好的調香效果。沉香醇百里香是強力抗菌和抗病毒的精油、用來處理精疲力竭的狀況也很好。
51	★百里酚百里香 THYMIAN THYMOL	Thymus vulgaris ct. thymol	使用這款百里香精油時要小心。這款油我只用於黴菌感染，並且會盡可能降低濃度。 ＊百里酚是種酚類物質，可能會提升血壓。

藥草一覽表

序號	藥草名稱	拉丁學名	介紹
1	西洋蓍草 SCHAFGARBE	Achillea millefolium	所有的婦科問題都會用到西洋蓍草，例如經前症候群、更年期、經痛、結締組織虛弱、痤瘡和肝膽失調。＊懷孕時請勿使用！對菊科過敏者請勿使用。
2	斗篷草 FRAUENMANTEL	Alchemilla vulgaris	這是一味女性專屬的藥草。斗篷草是各式各樣下半身症狀的好幫手。能發揮類荷爾蒙的功效，非常適合在月經不適、經前症候群、更年期問題上使用。遇到未能實現的生子之願，可搭配漢紅魚腥草使用。
3	金盞花 RINGELBLUME	Calendula officinalis	可以用金盞花加工成浸泡油，也可用作茶飲。子宮頸口潰瘍時建議用金盞花茶來坐浴，內含的尿囊素能讓傷口癒合得更好。
4	薺菜 HIRTENTÄSCHEL	Capsela bursa-pastoris	子宮肌瘤出血後可用來消解痙攣和止血，在更年期也有幫助。痔瘡時可做為沖洗劑使用。使用形式有：茶飲和酒精酊劑。
5	羅馬洋甘菊 KAMILLE, RÖMISCH	Chamaemelum nobile	菊科代代相傳作為沖泡茶飲的藥草。十六世紀以後洋甘菊是歐洲公認的藥用植物。純露可在結膜炎和眼睛發紅、疲勞時使用。作者註：可參見Ingrid Kleindienst-John著《純露——植物水的溫和療癒力量》，二〇一二年Freya出版。
6	旋果蚊子草 MÄDESÜSS	Filipendula ulmaria	旋果蚊子草屬於菊科植物。在家裡可以方便地以酊劑的形式備著，至少可保存一到兩年。
7	甜茴香 FENCHEL	Foeniculum dulce	我們使用的部分是甜茴香籽。甜茴香茶的功效不只是緩解脹氣，還能消解痙攣，極適合作為經痛的藥草茶飲。在沖泡前將種籽搗碎，這樣內含的精油成分就能溫和地在茶飲中發揮效果。
8	漢紅魚腥草 STINKENDER, STORCHENSCHNABEL, RUPRECHTSKRAUT	Geranium robertianum	如果摘一小片它的葉子在指尖揉爛，就會知道其光榮名號的由來。不過早在賀德佳（Hildgard von Bingen）時代的人們就認為它在許多婦女疾患上能有所助益。可以茶飲、酊劑或藥酒的方式使用。＊這種小葉子對孕婦不宜！譯者註：第一個德文名稱中Stink-的意思與英文相同，指這種植物會發出難聞的氣味。全名的意思是會發臭的鸛嘴（它是老鸛草屬植物）。

9	胡桃 WALNUSS	Juglans regia	胡桃葉可用作沖洗劑和坐浴劑，有抗菌、抗黴菌、抗病毒的效果，可以協助處理搔癢、痛感和痤瘡。
10	真正薰衣草 LAVENDEL	Lavandula angustifolia	薰衣草在我的藥草房有永久固定的位置！製作藥草茶時使用摘下來的花朵，不要一次放太多，否則舌頭上很快會出現苦味。薰衣草精油具有相當好的鎮定功效。
11	黃香草木樨 STEINKLEE, HONIGKLEE	Melilotus officinalis	茶飲的形式能對靜脈曲張和痔瘡有幫助。＊當您有服用抗凝血劑、懷孕或哺乳時，請勿使用！
12	香蜂草 MELISSE	Melissa officinalis	香蜂草在茶飲配方裡能發揮鎮定功效。內含許多有益的成分，當我們患生殖器疱疹的時候，可以沖洗劑的方式來運用。
13	長葉車前草 SPITZWEGERICH	Plantago lanceolata	以療傷及止癢功效而聞名。異位性皮膚炎時用香膏的方式、感冒症狀時以糖漿的方式運用，都能有所助益。我很喜歡利用長葉車前草葉製作新鮮植萃液，再進一步做成有冷卻功效的凝膠。
14	英國橡木皮／夏櫟皮 EICHENRINDE	Quercus robur	英國橡木皮含有單寧酸，具有收斂止血的功效。類黃酮（植物色素）有抗發炎的效果，這裡主要是槲皮素，也帶有抗氧化的功效。 當生殖區或肛門區的黏膜發炎時，英國橡木皮能派上用場。傳統上會用在各類皮膚病，能輕微抗發炎，有效抗搔癢和病毒。
15	迷迭香 ROSMARIN	Rosmarinus officinalis	迷迭香常以茶飲、酊劑或油膏的方式使用。也能促進性慾、溫暖骨盆，不過也會催經。若有生子之願，可在腳跟處塗抹迷迭香油膏，可提高性慾，輔助受孕力。＊懷孕時不該太常使用迷迭香，也許會引發產痛！
16	覆盆莓葉 HIMBEERBLÄTTER	Rubus idaeus	具有消解痙攣和強化子宮的效果，特別推薦在準備分娩的時期使用。煎劑也可在陰道發炎時，以沖洗劑方式使用。
17	西洋接骨木 HOLUNDER	Sambucus nigra	接骨木花會受到重視不只是感冒茶飲，還有在傳統文獻中也喜歡用來與旋果蚊子草一起作成茶飲或酊劑來對付疼痛。

18	一枝黃花，加拿大一枝黃花 GOLDRUTE	Solidago virgaurea, Solidago canadiensis	一枝黃花能在膀胱炎、腎臟炎、尿道感染時派上用場。它能抗發炎、抗菌、並稍微消解痙攣，遇到輕微的經前症候群不適也可以使用。
19	小白菊 MUTTERKRAUT	Tanacetum parthenium	屬於菊科植物。可以做為茶飲使用或製成酊劑。青少年我會建議使用茶飲。吃奶油吐司時加上一片小白菊葉，有助於治療頭痛。
20	紅花苜蓿 ROTKLEE	Trifolium pratense	紅花苜蓿就是更年期的藥方。植物性雌激素能平衡雌激素缺乏，也能緩解一些更年期的困擾。遇到一般的經期紊亂，可以以茶飲或酊劑的方式使用紅花苜蓿，能幫助穩定經期前半的雌激素含量。＊患乳癌、懷孕及哺乳時請勿使用！
21	蕁麻／異株蕁麻 BRENNNESSEL	Urtica dioica	以沖洗劑方式，可用於皮膚搔癢、也可協助頭髮生長。可做成茶飲、純露和酊劑。種子可作為營養補充品。
22	檸檬馬鞭草／普通馬鞭草 EISENKRAUT	Verbena officinalis	主要會在週期紊亂、水腫、頭痛時，以茶飲或酊劑的方式來使用。不孕症會搭配漢紅魚腥草做成茶飲。
23	貞節樹／西洋牡荊 MÖNCHSPFEFFER	Vitex agnus-castus	因黃體酮不足而導致的不孕症可以使用貞節樹的果實，它對於週期紊亂和經前症候群能有所幫助。藥局裡有賣貞節樹製劑！

Section 4

補充資料與索引

荷爾蒙、神經傳導物質一覽表

中文名	德文縮寫／全名	介紹
促腎上腺皮質激素	ACTH Adrenocortikotrope Hormon	由腦下垂體合成，會刺激腎上腺皮質釋放可體松。
抗利尿激素	ADH Adiuretin	由下視丘合成，擔任調控體內血壓和體液容積的重要任務。
腎上腺素 和 正腎上腺素	ADRENLIN 和 NORADRENALIN	這兩個激素由腎上腺髓質合成的壓力荷爾蒙，能在彈指間提升心血管循環功能。遇到緊急情況時，可藉由腎上腺素動用所需的儲備能量。正腎上腺素有抑制疼痛的功效，可支援提供必要的能量，使我們順利完成日常的任務。
醛固酮	ALDOSTERON	由腎上腺製造，主要作用於腎臟，能調節體內的電解質和水分含量。
雄性素	ANDROGENE	男性的性荷爾蒙，女性體內也會有。女性體內由卵巢和腎上腺皮質製造。當我們停經後雌激素缺乏時，可能會導致雄性激素的相對過剩。
促（腎上腺）皮質激素釋放激素	CRH Corticotropin-Releasinghormon	由下視丘合成，會刺激腦下垂體釋放ACTH，後者會進一步讓可體松從腎上腺內釋放出來。
腦內啡／內啡肽	ENDORPHINE	也稱為身體自產的鴉片。主要在腦內和不同的身體部位展現功效。腦下垂體將之釋放出來，會帶來強烈的幸福感受，具有強力止痛的功效，協助調節體溫。
濾泡刺激素	FSH Follikel-stimulierendes Hormon	刺激雌激素的製造以及卵巢內卵母細胞的成熟。在男性體內負責精子的發育。

中文名	德文縮寫／全名	介紹
胃泌素	GASTRIN	由胃部黏膜製造，能促進胃酸的製造。也會提升膽汁和胰液的分泌。
助孕素	GESTAGENE	這是與黃體酮類似的合成荷爾蒙，由人工合成製造。荷爾蒙避孕法中會用來阻止排卵。
生長激素抑制激素	GH-IH Growth Hormone-Inhibiting-hormon; Somatostatin	在下視丘內合成，會阻止腦下垂體前葉釋放成長激素。
生長激素釋放激素	GH-RH Growth Hormone-Releasing-hormon; Somatoliberin	在下視丘生成，會促進生長激素的釋放，影響青春期身材的發育、促進內臟的成長，也會影響新陳代謝。
昇糖素	GLUKAGON	由胰島製造，會提高血糖濃度。
促性腺激素釋放激素	Gn-RH Gonadoliberin	由下視丘製造，會刺激腦下垂體前葉製造FSH和LH這兩種性荷爾蒙。
胰島素	INSULIN	在胰島生成，會降低血糖濃度。
降鈣素	KALZITONIN	可以在甲狀腺裡找到，與副甲狀腺素共同調節體內鈣的含量。
可體松	KORTISOL＼kortison	腎上腺皮質的產物，主管肌肉、皮膚及脂肪內的蛋白質的分解。受傷時能抗發炎。
黃體激素	LH Luteinisierendes Hormon	由腦下垂體製造，會支援卵母細胞成熟、排卵、及黃體的形成。
褪黑激素	MELATONIN	由松果體製造，也稱為促進睡眠荷爾蒙。能調節內在的生理時鐘，參與身體老化的過程。
黑細胞色素刺激激素	MSH Melanozyten stimulierendes Hormon	會影響皮膚的色素沉澱。
雌激素／雌性素／動情激素	ÖSTROGENE	對婦女的身心發展而言，是最大的荷爾蒙群。包含一些最重要的女性性荷爾蒙，如雌二醇、雌酮、雌三醇等等超過三十種不同的激素。卵巢濾泡在成熟的期間以及胎盤都會製造雌激素，能在人體內發揮許多不同的功能。

合成雌激素	SYNTHETISCHE ÖSTROGENE	這是身體無法自行製造的雌激素，被用在避孕藥裡。
催產素	OXYTOCIN	懷孕期間會導致分娩陣痛出現的荷爾蒙。哺乳期間負責使母乳滿脹。
副甲狀腺素	PARATHORMON	由副甲狀腺製造，與降鈣素一同調節血液中鈣的含量。
黃體酮	PROGESTERON	月經週期後半會在卵巢的黃體內製造出來，這個階段由它主宰。
泌乳素	PROLAKTIN／prolactin	會刺激乳腺成長，促進母乳的製造，會藉由嬰兒的吸吮被激發。
腎素	RENIN	參與血壓和體內鈉鉀濃度的調節。由腎臟合成。
胰泌素	SEKRETIN	主要會促進膽汁的製造。由小腸黏膜分泌。
血清素	SEROTONIN	和幸福感有很大的關係，作用在會影響我們的疼痛感知、睡眠行為以及營養吸收。
三碘甲狀腺素	TRIJODTHYRONIN (T3)	由甲狀腺製造，能劇烈的影響新陳代謝。
甲狀腺素	TYROXIN (T4)	T4和T3是類似的東西，不過T4體內含量較T3高。
胸腺生成素 胸腺素	THYMOPOETIN 和 THYMOSIN	胸腺素是胸腺的荷爾蒙，操控著淋巴結內免疫細胞的熟成。
促甲狀腺激素釋放激素	TRH Thyreotropin-Releasinghormon	由下視丘釋放，促進腦下垂體分泌TSH。
甲狀腺刺激素	TSH Thyroideastimulierendes Hormon	會促進甲狀腺分泌T3和T4，也可能會促使甲狀腺增大。

延伸閱讀、補充文獻

Ingrid Kleindienst-John 著《救命啊，閃到腰了：生活小病痛的最佳配方集》（*SOS Hexenschuss: Die besten Rezepte bei kleinen Beschwerden*），Freya, 2015.

Ingrid Kleindienst-John 著《奧地利奶奶給孩子的居家芳療小藥鋪》（*SOS Hustenzwerg: Ätherische Öle und Kräuter für Kinder von 0-12*），Freya, 2014.（堡壘文化出版）

Ingrid Kleindienst-John 著《純露——植物水的溫和療癒力量》（*Hydrolate: Sanfte Heilkräfte aus Pflanzenwasser*），Freya, 2012.

Ingrid Kleindienst-John 著《香氣的魔力：自製香水》（*Vom Zauber des Duftes: Parfum selber machen*），Freya, 2016.

Peter Germann 與 Gudrun Zeuge-Germann 合著《女人時光：更年期歲月的自然療法》（*Frauenzeiten: Naturheilkunde für die Wechseljahre*），Freya, 2016.

Hanns Hatt 與 Regine Dee 合著《鈴蘭現象：關於嗅覺的一切，它如何決定我們的一生》（*Das Maiglöckchen-Phänomen: Alles über das Riechen und wie es unser Leben bestimmt*），Piper, 2008.

Hanns Hatt 與 Regine Dee 合著《沒人比你更好聞：香氣的秘密訊息》（*Keiner riecht so gut wie du: Die geheimen Botschaften der Düfte*），Piper, 2009.

Siegrid Hirsch 與 Felix Grünberger 合著《自家花園的香藥草》（*Die Kräuter in meinem Garten*），Freya, 2019.

Margret Madejsky 著《斗篷草：給婦女的整體性藥草療法》（*Alchemilla: Eine ganzheitliche Kräuterheilkunde für Frauen*），Goldmann, 2000.

Anja Maria Engelsing 著《婦女藥草：達到康寧的整體療癒之路》（*Frauenkräuter: Der ganzheitliche Weg zum Heilsein*），BLV, 2015.

Ingeborg Stadelmann 著《助產士門診時間：懷孕，分娩，坐月子，哺乳。以芳香療法、巴赫花精、順勢療法和植物療法來設身處地陪伴。》（*Die Hebammen-Sprechstunde: Schwangerschaft, Geburt, Wochenbett, Stillzeit – eine einfühlsame Begleitung mit Aromatherapie, Bachblüten, Homöopathie und Pflanzenheilkunde*），Stadelmann, 2018.

Ruth von Braunschweig 著《植物油全書：五十種以上兼顧美味與肌膚護理的植物油》（*Pflanzenöle: Über 50 starke Helfer für Genuss und Hautpflege*）, Stadelmann, 2018.（有中譯本）

Eliane Zimmermann 著《給您的芳香照護：用精油來陪伴、安慰、強身》（*Aromapflege für Sie: Mit ätherischen Ölen begleiten, trösten und stärken*），Trias, 2017.

Eliane Zimmermann 著《給醫護專業的芳香療法：培訓與執業的教科書》（*Aromatherapie für Pflege-und Heilberufe: Kursbuch für Ausbildung und Praxis*），Haug, 2018.

網站

http://www.erdbeerwoche.at

http://www.verhuetungsmuseum.at

http://www.wikipedia.de

索引　依注音符號排序

ㄅ

ㄆ

噴霧	Spray
皮下層	Subcutis / Unterhaut
皮下脂肪	Unterhautfettgewebe
泡澡	Vollbad

ㄇ

沐浴膠	Duschgel
面膏	Gesichtsmaske
敏感性肌膚	Haut, empfindliche
免疫力低下	Immunschwäche
免疫系統	Immunsystem
冥想	Meditation
民俗療法	Volksheilkunde

ㄈ

腹部痙攣	Bauchkrämpfe
腹痛	Bauchschmerzen
放療	Bestrahlung / Strahlentherapie
放鬆	Entspannung
婦女藥草	Frauenkräuter
分娩／生產	Geburt
分娩傷口	Geburtsverletzungen
發炎性皮膚病	Hauterkrankung, entzündlich
敷料	Kompresse
防腐劑	Konservierungsmittel
副甲狀腺	Nebenschilddrüse
費洛蒙	Pheromone
風濕	Rheuma
敷法／敷巾／敷布	Wickel
蜂窩性組織炎	Zellulitis

ㄉ

杜氏桿菌	Döderlein’sche Bakterien
帶狀皰疹	Gürtelrose
掉髮	Haarausfall
痘痘肌	Haut, unrein
得子之願／生子之願	Kinderwunsch
多囊性卵巢症候群	PCOS / Polyzystisches Ovarsyndrom
痘痘	Pickel
多發性關節炎	Polyarthritis
墮胎	Schwangerschaftsabbruch
酊劑	Tinktur
毒性休克症候群	Toxisches Schocksyndrom

滴蟲 Trichomonaden
低血糖 Unterzucker

ㄊ

提升血壓 blutdrucksenkend
體香劑 Deo
體香滾珠瓶 Deo-Roll-on
體香噴霧 Deo-Spray
鐵質 Eisen
鐵質缺乏 Eisenmangel
體液堆積 Flüssigkeitseinlagerungen
痛風 Gicht
頭部按摩 Kopfmassage
頭痛 Kopfschmerzen
體香粉 Körperpuder
停經 Menopause
天然保養品 Naturkosmetik
胎盤 Plazenta/ Mutterkuchen
停經後 Postmenopause
停經前期 Prämenopause
透納氏症候群 Turner-Syndrom

ㄋ

念珠菌 Candida
尿道炎 Harnröhrenentzündung
尿酸 Harnsäure
黏土 Heilerde
腦下腺／腦下垂體 Hirnanhangdrüse / Hypophyse
尿失禁 Inkontinenz
牛皮癬 Psoriasis
黏膜 Schleimhaut
暖水袋 Termophor
黏土 Tonerde
囊腫 Zyste

ㄌ

流產 Abortus / Fehlgeburt
鋁鹽 Aluminiumsalze
淋浴 Duschbad
卵巢 Eierstock / Ovarien
卵巢癌 Eierstockkrebs
卵細胞 Eizelle
類黃酮 Flavonoide
濾泡 Follikel

冷卻膠	Gel, kühlend
臉部蒸氣浴	Gesichtsdampfbad
臉部濕敷膜	Gesichtspackung
漏尿	Harnverlust
淋巴結	Lymphknoten
淋巴滯留	Lymphstau
鈴蘭	Maiglöckchen
螺旋銅線子宮內避孕器	Spirale
療傷	wundheilend

ㄍ

肛門	After
關節炎	Arthritis / Gelenkentzündung
退化性關節炎	Arthrose
骨盆區	Beckenbereich
骨盆底肌	Beckenbodenmuskulatur
更年期不適	Beschwerden, klimakterisch/ Wechselbeschwerden
高血壓	Blutdruck, hoch
果醋沖洗劑	Essigspülung
關節疼痛	Gelenkschmerzen
甘油	Glycerin
感染，細菌性	Infektion, bakteriell
感染，慢性	Infektion, chronisch
感染	Infektionen
更年期	Klimakterium / Wechsel
骨質密度	Knochendichte
骨基質	Knochensubstanz
肝敷／肝臟熱敷	Leberwickel
葛瑞夫茲氏症	Morbus Basedow
骨質疏鬆	Osteoporose
過敏反應	Reaktion, allergisch
滾珠瓶	Roll-on

ㄎ

抗菌／抗細菌	antibakteriell
抗發炎	antientzündlich /entzündungshemmend
抗真菌	antimykotisch
抗壓	Anti-Stress
抗病毒	antiviral
克氏症候群	Klinefelter-Syndrom
克瑙斯—荻野避孕法	Knaus-Ogino
空間噴霧	Raumspray

ㄏ

紅血球	Blutkörperchen, rote
會陰	Damm
會陰按摩	Damm-Massage
會陰撕裂	Dammriss
會陰切開術	Dammschnitt / Kaiserschnitt
黃體	Gelbkörper
黃體荷爾蒙／黃體激素	Gelbkörperhormon
護手香膏	Handbalsam
護手霜	Handcreme
賀德嘉	Hildegard von Bingen
荷爾蒙	Hormone
荷爾蒙含量	Hormonhaushalt
荷爾蒙缺乏	Hormonmangel
荷爾蒙狀態	Hormonstatus
荷爾蒙週期	Hormonzyklus
混合性肌膚	Mischhaut
懷孕	Schwangerschaft
害喜	Schwangerschaftsübelkeit
黑生麻	Traubensilberkerze

ㄐ

酒精	Alkohol
緊張	Anspannung / Nervosität
痙攣不適	Beschwerden, krampfartig
結締組織	Bindegewebe
結締組織虛弱	Bindegewebsschwäche
結膜炎	Bindehautentzündung
經期長短	Blutungsdauer
經血量	Blutungsstärke
橘皮組織	Cellulite
急救	Erste Hilfe
加德納菌	Gardnerellen
金縷梅純露	Hamamelishydrolat
居家藥鋪	Hausapotheke
經血過多	Hypermenorrhoe
甲狀腺機能亢進	Hyperthyreose
經血過少	Hypomenorrhoe
甲狀腺機能低下	Hypothyreose
膠原	Kollagen
接觸性皮膚炎	Kontaktdermatitis
禁忌症	Kontraindikationen
菊科過敏	Korbblütlerallergie
靜脈曲張	Krampfadern / Venenleiden
痙攣	Krämpfe

薦骨疼痛	Kreuzschmerz
經期過長	Menorrhagie
經期偏頭痛	Menstruations-Migräne
肌瘤	Myom
經前症候群	PMS / Prämenstruelles Syndrom
甲狀腺	Schilddrüse
甲狀腺疾病	Schilddrüsenerkrankungen
甲狀腺功能異常	Schilddrüsenfehlfunktion
甲狀腺失調	Schilddrüsenstörungen
痙攣性疼痛	Schmerzen, krampfartig
接觸感染	Schmierinfektion
精子	Spermien
靜脈配方	Venenmischung
靜脈問題	Venenproblemen
接合子	Zygote
經期紊亂	Zyklusstörungen

ㄑ

青年期	Adoleszenz
前庭大腺	Bartholin’ sche Drüsen
清新噴霧	Erfrischungsspray
橋本氏症	Hashimoto
情侶按摩／伴侶按摩	Partnermassage
青春前期	Präpubertät
前測	Prätest
青春期	Pubertät

ㄒ

細菌	Bakterien
性交中斷法	Coitus interruptus
薰香燈	Duftlampe
薰香配方	Duftöl
細菌性發炎	Entzündung, bakteriell
新鮮植萃液	Frischpflanzenauszug
性別化醫學	Gender-Medizin
性荷爾蒙	Geschlechtshormone
性徵，第一	Geschlechtsmerkmale, primär
性徵，第二	Geschlechtsmerkmale, sekundär
性器官	Geschlechtsorgane
性成熟	Geschlechtsreife
性交	Geschlechtsverkehr
心靈平衡	Gleichgewicht, seelisch
幸福荷爾蒙	Glückshormon
血紅素	Hämoglobin
下視丘	Hypothalamus
消解痙攣	krampflösend

性慾低落／性慾缺乏	Libidoverlust
杏仁乳	Mandelmilch
香桃木純露	Myrtenhydrolat
瘜肉	Polypen
學業壓力	Schulstress
性荷爾蒙	Sexualhormone
星星孩子	Sternenkinder
新陳代謝	Stoffwechsel
血栓	Thrombose

ㄓ

疹子	Ausschlag
鎮定／安撫	beruhigend
灼熱感／燒灼感	Brennen
職業倦怠	Burn-out
真皮層	Cutis / Lederhaut
痔瘡	Hämorrhoiden
助產士	Hebamme
脹奶痛	Milcheinschuss
真菌病	Mykose / Pilzerkrankung
植物油	Pflanzenöl, fett
植物水	Pflanzenwasser
真菌	Pilze
真菌感染	Pilzinfektion
助眠劑	Schlafmittel
中醫	TCM
腫瘤	Tumor
週期間出血	Zwischenblutungen
週期	Zyklus
週期前半	Zyklushälfte, erste
週期後半	Zyklushälfte, zweite

ㄔ

出血	Blutung
腸道菌叢	Darmflora
腸癌	Darmkrebs
唇疱疹	Fieberblase / Lippenbläschen
純露	Hydrolate
初經	Menarche
腸神經系統	Nervensystem, enterinsche
恥骨	Schambein
沖洗劑	Spülung/ Waschung
茶樹純露	Teebaumhydrolat
產痛／宮縮	Wehen

ㄕ

ㄖ

ㄗ

自體免疫疾病	Autoimmunerkrankung
子宮內膜異位	Endometriose
子宮內膜炎	Endometritis
子宮內膜	Endometrium
早產	Frühgeburt
足浴	Fußbad
足部按摩	Fußmassage
足部照護	Fußpflege
足癬	Fußpilz
子宮	Gebärmutter / Uterus
子宮頸	Gebärmutterhals
子宮頸癌	Gebärmutterhalskarzinom / Gebärmutterhalskrebs
子宮癌	Gebärmutterkrebs
子宮內膜	Gebärmutterschleimhaut
子宮出血	Metrorrhagie
子宮頸口	Muttermund
子宮頸口潰瘍	Muttermundgeschwüre
子宮肌層	Myometrium
自主神經系統	Nervensystem, vegetativ
臟腑時鐘	Organuhr
子宮帽	Pessare
早發性卵巢衰竭	POF-Syndrom
坐浴	Sitzbad
早產宮縮	Wehen, vorzeitige
坐月子	Wochenbett
子宮頸黏膜	Zervikalschleim / Zervixschleim
子宮頸肌瘤	Zervixmyome

ㄘ

痤瘡	Akne
催情藥／催情	Aphrodisiaka / aphrodisierend
雌激素含量	Östrogenhaushalt / Östrogenspiegel
雌激素缺乏	Östrogenmangel

ㄙ

私密處	Intimbereich
搔癢	Juckreiz
酸鹼值／pH值	pH-Wert
酸鹼值，中性	pH-neutral

陰道真菌感染	Scheidenpilzinfektion / Vaginalmykose
陰道黏膜	Scheidenschleimhaut / Vaginalschleimhaut
陰道分泌物	Scheidensekret
陰道灌洗	Scheidenspülung
陰道乾澀	Scheidentrockenheit
陰道壁	Scheidenwand / Vaginalwand
油露	Schüttellotion / Schüttelemulsion
壓力	Stress
陰部	Vaginalbereich
陰道液	Vaginalfluor
陰道真菌	Vaginalpilz
陰道病	Vaginose
引發產痛	wehenanregend
牙膏	Zahncreme

ㄨ

無月經症	Amenorrhoe
衛生護墊	Damenbinden
微量營養素	Mikronährstoffe
衛生棉條	Tampon
外陰	Vulva

ㄩ

月經頻率	Blutungsfrequenz
月經疼痛／經痛	Dysmenorrhoe /Regelschmerz / Menstruationsschmerzen
孕期頭三個月	Erste Drittel der Schwangerschaft
預產期	Geburtstermin
月經來潮／來月經	Menstruation / Regelblutung
月經不適	Menstruationsbeschwerden / Monatsbeschwerden / Regelbeschwerden Zyklusbeschwerden
月經杯	Menstruationstasse
月經週期	Monatszyklus
月經次數過少	Oligomenorrhoe
月經次數過多	Polymenorrhoe
月經點狀出血	Schmierblutung
預防	Vorbeugung
月經週期的長度	Zyklusdauer

致謝

我要向我先生Kurt獻上最大的感激，儘管疾病纏身，他仍以寬容大度諒解我要寫這本書的計畫，這對於此時的他並不容易，不過他仍一如往常的支持我寫作。

我也要感謝兩位兒媳Julia、Patrizia，還有我的外甥女Uschi，她們試讀了書中我覺得最困難的幾個章節，回饋說這些讀得懂，可以理解。

感謝Freya出版社的Siegrid Hirsch和Wolf Ruzicka，她們放手讓我自由構思，給予極大的支持。以及本書的編輯Dorothea Forster，感謝她一直都很了解我和我的寫作風格。謝謝Regina Raml-Moldovan為本書編排版面，這是她依據我的想法並融入許多她細膩的美感轉化的成果。

還有不免俗的，我也要向您，
親愛的讀者，致上謝忱，
謝謝您捧起這本書，並且閱讀。

Ingrid Kleindienst-John

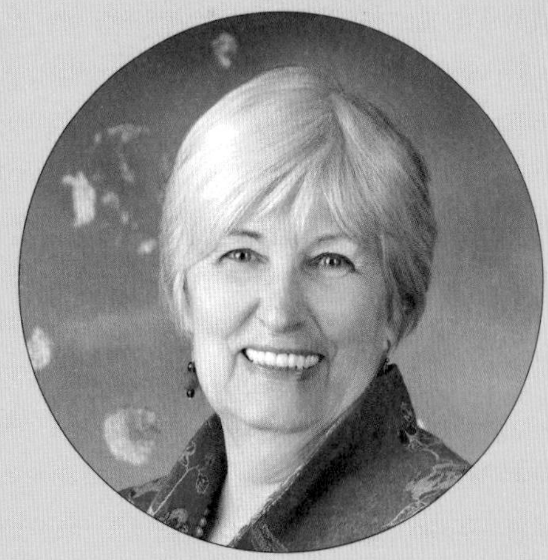

國家圖書館出版品預行編目（CIP）資料

奧地利奶奶給妳的居家芳療小藥鋪：初經小科普、經前症候群舒緩指南、懷孕前中後期小百科、更年期身心步調調適方法，女性一生荷爾蒙平衡的溫柔陪伴。/ 英格麗．克蘭迪恩 - 用 (Ingrid Kleindienst-John) 著；陳宣名譯．-- 初版．-- 新北市：堡壘文化有限公司出版：遠足文化事業股份有限公司發行，2022.08

面；　公分．-- (Self heal ; 7)

譯　自：Ich bin Königin meiner Hormone Hormonhaushalt mit Kräutern und Ölen in Balance bringen

ISBN 978-626-7092-55-2(平裝)

1.CST: 芳香療法 2.CST: 婦女健康

418.995 111010149

Self-Heal 007

奧地利奶奶給妳的居家芳療小藥鋪：

初經小科普、經前症候群舒緩指南、懷孕前中後期小百科、更年期身心步調調適方法，女性一生荷爾蒙平衡的溫柔陪伴。

Ich bin Königin meiner Hormone:
Hormonhaushalt mit Kräutern und Ölen in Balance bringen

作者　英格麗．克蘭迪恩－用（Ingrid Kleindienst-John）
譯者　陳宣名
審訂　何欣潔 poky、張雅婷、黃琬婷
校對　何欣潔、陳宣名、倪玼瑜

堡壘文化有限公司

總編輯　簡欣彥
副總編輯　簡伯儒
特約編輯　倪玼瑜
行銷企劃　許凱棣、曾羽彤
封面設計　IAT-HUÂN TIUNN
內頁構成　IAT-HUÂN TIUNN

讀書共和國出版集團

社長　郭重興
發行人兼出版總監　曾大福
業務平臺總經理　李雪麗
業務平臺副總經理　李復民
實體通路組　林詩富、陳志峰、賴佩瑜、郭文弘
網路暨海外通路組　張鑫峰、林裴瑤、王文賓、范光杰
特販通路組　陳綺瑩、郭文龍
電子商務組　黃詩芸、李冠穎、林雅卿、高崇哲、沈宗俊
閱讀社群組　黃志堅、羅文浩、盧煒婷
版權部　黃知涵
印務部　江域平、黃禮賢、林文義、李孟儒

出版　堡壘文化有限公司
發行　遠足文化事業股份有限公司
地址　231 新北市新店區民權路 108-2 號 9 樓
電話　02-22181417
傳真　02-22188057
Email　service@bookrep.com.tw
郵撥帳號　19504465 遠足文化事業股份有限公司
客服專線　0800-221-029
網址　http://www.bookrep.com.tw
法律顧問　華洋法律事務所　蘇文生律師
印製　呈靖彩藝有限公司
初版 1 刷　2022 年 8 月
定價　新臺幣 630 元
ISBN　978-626-7092-55-2
978-626-7092-58-3（Pdf）
978-626-7092-59-0（Epub）